DIE MEDIKAMENTÖSE
UND
ALLGEMEINE BEHANDLUNG
DER
OHRENKRANKHEITEN

VON

Dr. CONRAD STEIN
PRIVATDOZENT AN DER
UNIVERSITÄT WIEN

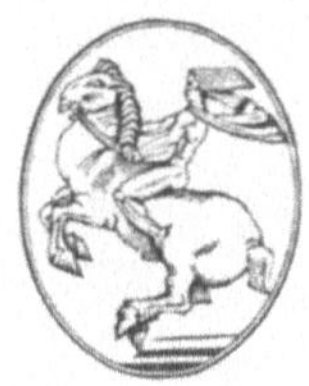

WIEN

VERLAG VON JULIUS SPRINGER

1931

ISBN-13: 978-3-7091-9709-7   e-ISBN- 978-3-7091-9956-5

DOI: 10.1007/ 978-3-7091-9956-5

Vorwort.

Die Notwendigkeit, die *lokale* — medikamentöse und instrumentelle — Behandlung gewisser Erkrankungen des Ohres auf dem Wege einer *internen Medikation*, bzw. durch die Heranziehung *allgemeiner therapeutischer Maßnahmen* zu ergänzen und zu unterstützen, bedarf wohl keiner besonderen Betonung.

In den Lehrbüchern der Ohrenheilkunde wird immer wieder hervorgehoben, daß die Aufmerksamkeit bei der Behandlung eines Ohrenkranken nicht bloß auf die vorliegende Ohrenerkrankung, sondern ebensosehr auf den Allgemeinzustand des Patienten und auf etwa bestehende anderweitige Krankheitserscheinungen, insbesondere von seiten der inneren Organe, gerichtet werden müsse. Gelegentlich der Besprechung der jeweils angezeigten Behandlungsmaßnahmen werden wohl auch die wichtigsten der intern anzuwendenden Medikamente namhaft gemacht. Diese Angaben entbehren jedoch jener eingehenden Erörterung und Ausführlichkeit, welche dem Ohrenspezialisten das Nachschlagen in den Lehrbüchern der inneren Medizin oder in Rezeptbüchern zur Information über die Indikation, bzw. Verwendungsweise der einen oder anderen internen Behandlungsart ersparen könnten.

Die fortschreitende Erkenntnis, wie sehr das Gehörorgan unter dem Einfluß nervöser, zirkulatorischer und endokriner Auswirkungen steht, und wie sehr diese Beziehungen bei der Behandlung der Krankheiten des Ohres therapeutisch berücksichtigt werden müssen, macht das Bedürfnis zur Dringlichkeit, alle jene *Mittel der internen Therapie, welche sich für den Otologen irgendwie bedeutsam und nutzbringend erweisen und ihm teils zur Ergänzung der sonstigen Behandlung, teils sogar als Hauptfaktoren bei seinem therapeutischen Vorgehen dienen* sollen, zusammenfassend zu besprechen, ihren Anwendungsbereich und ihre Wirkungsweise übersichtlich darzulegen.

Ich setzte mir aber keineswegs bloß das Ziel, nur eine Zusammenstellung von Arzneiverordnungen zu geben. Auch die *Indikationen und die Anwendungsweise der für die Ohrenheilkunde in Betracht kommenden internen Medikamente wollte ich hier in kritischer Beleuchtung ihrer Verwendbarkeit* auf diesem Gebiete anschaulich machen. Weiter stellte ich mir die Aufgabe, gleichzeitig mit der *Beleuchtung der Einflußnahme ohrferner Noxen auf Erkrankungen des Ohres und ihren Verlauf* die Richtung mit anzugeben, in welcher eine *interne Medikation als ätiologische Therapie* erfolgen müsse, um der otologischen Behandlung hilfreiche *Stütze* zu sein oder ihr sogar als *unentbehrliches Hauptrequisit* zu dienen.

Als *Ergänzung der lokalen Therapie* kommt die *interne Medikation* bei jenen Erkrankungen des Ohres in Betracht, welche auf die Einwirkung äußerer Schädlichkeiten, vor allem auf infektiöse und toxische Faktoren zurückzuführen sind, also *entzündlichen Charakter* haben. Die interne Behandlung verfolgt da nicht nur den Zweck, den verschiedenen Krankheitssymptomen entgegenzuwirken, sondern auch die Krankheitsursache, also den Krankheitserreger, zu bekämpfen, sowie die Widerstandsfähigkeit des Organismus gegenüber den Angriffen der schädigenden Einflüsse zu erhöhen.

Den *Hauptfaktor* in der Ohrenbehandlung bildet die *interne Therapie* dort, wo Erkrankungen des Ohres als *Teilerscheinungen einer allgemeinen Erkrankung* zu werten sind oder *durch Erkrankungen innerer Organe* bedingt werden.

Die auf der Basis interner Behandlungsmaßnahmen vorzunehmende Therapie eines Ohrenleidens kann nur dann wirklich ersprießlich sein, wenn als unerläßliche Voraussetzungen einerseits eine gründliche Kenntnis der Auswirkung der jeweils anzuwendenden Mittel und andererseits Klarheit über die zu bekämpfenden Krankheitsvorgänge sowie über die sie bestimmenden endogenen Momente besteht. Aus diesem Gesichtspunkt ergab sich die Notwendigkeit, bei der Erörterung der therapeutischen Richtlinien bestimmter Ohrerkrankungen auch auf ihre Pathogenese des näheren einzugehen und jener Momente ausdrücklich Erwähnung zu tun, welchen die Bedeutung von speziellen Angriffspunkten für eine rationelle Therapie zukommt.

Um eine richtige Wahl unter den zur Verfügung stehenden internen Mitteln treffen zu können, ist eine sorgfältige Analyse jedes einzelnen Ohrenfalles erforderlich.

Das Axiom, „je größer die Zahl der angepriesenen und angewendeten Mittel gegen ein Leiden ist, desto geringer sind die Aussichten, daß eines von ihnen wirklich wirksam ist", gilt auch für die Ohrenheilkunde und hier insbesondere hinsichtlich der Behandlung der Otosklerose, der labyrinthären Schwerhörigkeit und der subjektiven Ohrgeräusche. In diesen Fällen bleibt nichts anderes übrig, wie möglichst vielerlei zu versuchen und beim Versagen des einen Mittels es durch ein anderes zu ersetzen, bis vielleicht doch eines oder das andere den herbeigesehnten Erfolg zeitigt. So glaube ich mich berechtigt, dem Therapeuten eben für jene Fälle, in denen er zufolge wiederholter Mißerfolge stets aufs neue nach anderen Mitteln zu greifen genötigt sein wird, eine größere Anzahl von Medikamenten und Verschreibungen an die Hand zu geben.

Wollte ich das mir gestellte Thema erschöpfend verarbeiten, so durfte ich mich nicht damit begnügen, die innerhalb des Rahmens dieser Darstellung in Betracht kommende *medikamentöse Therapie* eingehend zu besprechen, sondern mußte auch die einen außerordentlich wichtigen Bestandteil der internen Therapie bildenden *diätetischen Maßnahmen* ausführlich würdigen, sowie manchen *physikalischen Methoden* (nicht instrumenteller Art) den ihnen gebührenden Platz anweisen und sichern.

Der besseren Übersichtlichkeit und somit der leichteren Orientierungsmöglichkeit wegen folgte ich bei Anordnung des zu erörternden Stoffes anatomisch-topographischen Prinzipien, indem ich die Erkrankungen des *äußeren Ohres* an erster Stelle bringe, dann jene des *Mittelohres* und schließlich jene des *Innenohres*; diejenigen Erkrankungen, welche *außer dem Innenohr auch noch andere Abschnitte des Gehörorgans* betreffen können (syphilitische und kretinöse Erkrankungen), sind an letzter Stelle angeführt. Den *subjektiven Ohrgeräuschen* und der Besprechung der Therapie des *Schwindels* wurde je ein eigenes Kapitel gewidmet, wiewohl es sich da nur um Krankheitssymptome, nicht aber um klinisch abgeschlossene Krankheitsbilder handelt. Die Berechtigung, ja sogar die Erforderlichkeit, diese Krankheitserscheinungen gesondert und zusammenfassend hinsichtlich ihrer medikamentösen und allgemeinen Behandlung darzustellen, ergibt sich aus der großen Häufigkeit ihres Vorkommens, aus ihrer oft außerordentlichen Intensivität und Hartnäckigkeit, sowie aus ihrer hohen praktischen Bedeutung.

Wien, Juni 1931.

CONRAD STEIN.

Inhaltsverzeichnis.

Die Erkrankungen des äußeren Ohres.

Das Ekzem des äußeren Ohres.

Zu dem Ekzem des äußeren Ohres stehen — ebenso wie zu dem
an anderen Körperstellen — sowohl seiner Entstehung als auch seinem
Verhalten und Ablauf nach *exogene* wie *endogene Noxen* in einfluß-
reicher Beziehung. Schon der Umstand, daß sich die Ekzeme der
Ohrmuschel und des Gehörganges — mögen sie nun hier isoliert oder
gleichzeitig auch an anderen Hautpartien in Erscheinung treten
mitunter trotz sorgfältigster Lokalbehandlung ganz besonders hartnäckig erweisen, zwingt zu dem Gedanken, das ätiologische Moment
in irgendwelchen *Störungen allgemeiner Natur* zu suchen. Insbesondere
das nässende und das schuppende oder krustöse Ekzem, das mit Rha
gadenbildung einhergeht und oft hyperkeratotischen Charakters ist,
zeichnet sich durch eine besondere Resistenz gegenüber lokaltherapeutischen Maßnahmen aus. In manchen Fällen von Ekzem zeigt wohl
die Haut des äußeren Ohres eine gute Heilungstendenz, aber auch
eine ganz ausgesprochene Neigung zu Rezidiven, welche dann schließlich dazu führen, daß die Haut an den erkrankten Stellen überhaupt
nicht mehr zu einer normalen Beschaffenheit zu gelangen vermag.

Untersuchungen in den letztvergangenen Jahren haben die Beziehungen der Haut zu dem gesamten Organismus klargestellt; die Ergebnisse der wissenschaftlichen Forschung auf diesem Gebiet führten
auch zu ihrer praktischen Verwertbarkeit bei der internen Behandlung
der Hautkrankheiten und so implizite des Ekzems.

Unter den *Konstitutionsanomalien*, deren Träger in auffälliger Weise
zu Ekzemen disponieren, sind die *exsudative Diathese* (CZERNY) und der
ihr nahestehende *Lymphatismus* zu nennen, weiter *gewisse Mängel des
Blutes*, bzw. *der blutbildenden Organe* (Anämie, Chlorose usw.) sowie die
Stoffwechselerkrankungen (insbesondere der Diabetes mellitus, die uratische Diathese und die Adipositas).

Eine große Rolle in der Ätiologie des Ekzems spielen die verschiedenen *Intoxikationen ex ingestis*, bzw. die infolge von *Funktionsstörungen
des Magens und Darms* zustande kommenden *Autointoxikationen*.

Das gelegentliche Auftreten von Ekzemen zur Zeit der *Pubertät*,
während der *Gravidität* und auch im *Klimakterium* verweist auf mög-
liche Zusammenhänge dieser Hautaffektion mit der *Keimdrüsenfunktion*,
also mit *endokrinen Einflüssen*; daß sich auch bei anderweitigen Stö-

rungen der inneren Sekretion zuweilen Ekzeme etablieren, so auf der trockenen, leicht schuppenden Haut der *Myxödemkranken*, kann als Stütze für die Annahme solcher Zusammenhänge angesehen werden, wobei dahingestellt bleiben mag, ob es sich dabei um direkte hormonale Einflüsse handelt oder — was wahrscheinlicher ist — um endokrin bedingte Wirkungen auf dem Wege über vegetative Innervationsstörungen der Haut.

Es steht wohl außer Zweifel, daß eine Reihe von entzündlichen Veränderungen der Haut ätiologisch in *Erkrankungen des Nervensystems* verankert ist. Durch Erkrankungen des Rückenmarks können fast alle Formen trophischer Störungen der Haut heraufbeschworen werden; durch Erkrankungen der peripheren Nerven vermögen atrophische wie hypertrophische Hautanomalien hervorgerufen zu werden, auf deren Boden die Entwicklung von Hauterkrankungen begünstigt ist. Ebenso sind auch die vasomotorisch-trophischen Neurosen imstande, dem Auftreten von Hauterkrankungen Vorschub zu leisten.

Natürlich müssen die therapeutischen Kampfmittel gegen jegliche Dermatose, somit auch gegen alle Ekzeme, deren Ursache in der Erkrankung eines inneren Organs, bzw. in einer bestimmten Allgemeinerkrankung gelegen ist — unbedingt vor allem auch ätiologische Behandlungsmaßnahmen —, gegen das jeweils bestehende Grundleiden gerichtet werden, soll anders der Heilungsvorgang nicht verzögert werden.

Besonders eklatant kommt die Notwendigkeit der Forderung einer *ätiologischen Therapie* bei jenen Ekzemen zum Ausdruck, deren Entstehung auf *alimentäre Intoxikationen* zurückzuführen ist: mit der *Beseitigung der von seiten des Magen-Darmtrakts hier bestehenden Schädlichkeiten* klingen auch die im Zusammenhang mit ihnen zum Ausbruch gelangten Dermatosen rasch wieder ab.

Verhältnismäßig häufig trägt eine *chronische Obstipation* ursächlich an dem Auftreten von Ekzemen Schuld; in solchen Fällen erweist sich eine *systematisch durchgeführte Regulierung der Darmtätigkeit* als das beste Mittel zur Bekämpfung der Hautaffektion, wobei zweckmäßigen *diätetischen Maßnahmen zur Stuhlregelung* besondere Beachtung zu schenken ist.

Eine entsprechende *Diät* wird in erster Linie auch dort von besonderer Bedeutung sein, wo nicht die Darmträgheit allein, sondern ebenso eine individuelle Disposition dem Auftreten von Hautaffektionen Vorschub leistet. Die *Ernährungstherapie* hat die Aufgabe, die jeweils vorhandene Reizempfindlichkeit der Haut zu berücksichtigen; hierzu ist sie laut neueren Untersuchungen über die Beeinflußbarkeit der chemischen Beschaffenheit der Haut durch spezielle Ernährungsformen tatsächlich befähigt.

Luithlen empfiehlt eine Kost, welche außerordentlich kochsalzarm ist und aus Vegetabilien sowie aus gar gekochtem Rindfleisch besteht;

die günstige Wirkung dieser Kostform wird auf die dabei erfolgende Calciumanreicherung des Hautgewebes und seine relative Kochsalzverarmung bezogen, wobei die Diurese angeregt wird. Dieses Moment ist offenbar sehr bedeutungsvoll, da URBACH mittels Analysen der Hautgewebe die interessante Feststellung machen konnte, daß beim *konstitutionellen Ekzem* auch klinisch normal erscheinende Hautpartien einen größeren Gehalt an Wasser und Kochsalz haben, als bei gesunden Menschen.

Die gleichen Beweggründe werden auch die Einhaltung der GERSON-SAUERBRUCH-HERRMANNSDORFERschen Diät als zweckdienlich erachten lassen, die auf der gleichen Grundlage wie die LUITHLENsche Kostform beruht.

Die Ernährungstherapie wird sich insbesondere auch in jenen Fällen bewähren, welche die Charakteristica der *exsudativen Diathese* erkennen lassen, da dieser nach CZERNY ein erhöhter Wassergehalt der Gewebe zugrunde liegt. Nach URBACH können gewisse *Ekzemformen des Säuglings- und Kleinkindesalters* nur durch eine entsprechende Ernährung in Kombination mit sachgemäßer örtlicher Behandlung gebessert werden. Auf die Notwendigkeit, die diätetischen Maßnahmen den jeweiligen Erfordernissen des Einzelfalles tunlichst anzupassen, weisen FINKELSTEIN, GALEWSKY und URBACH hin. Es muß stets zu ermitteln getrachtet werden, ob eine Unterernährung oder Überernährung, eine in dieser oder jener Beziehung allzu einseitige Kost für die Hauterkrankung mitverantwortlich zu machen ist; danach müssen sich dann die einzuschlagenden diätetischen Behandlungswege richten.

Eine die Ernährungstherapie unterstützende *intern medikamentöse Behandlung* wird dort am Platze sein, wo abnorme *Gärungsvorgänge im Digestionstrakt* bestehen. Die Diät wird hier Kefir- oder Joghurt-Milch heranziehen, im übrigen die Kohlehydratzufuhr einschränken und leichtverdauliche Speisen bevorzugen. Unter den Medikamenten dürfte da den verschiedenen *Hefepräparaten* der Vorrang einzuräumen sein.

Den Ekzemen *Diabeteskranker* ist nur mittels einer rationellen Behandlung des Diabetes mellitus selbst beizukommen.

Bei den auf *uratischer Diathese* beruhenden Ekzemen[1] vermag die Einhaltung der hier angezeigt erscheinenden diätetischen Vorschriften (reizlose, eiweiß- und purinarme Kost) unter Vermeidung von Alkohol und Gebrauch erdig-alkalischer Mineralwässer im Verein mit einer entsprechenden Lokalbehandlung gute Dienste zu leisten. Bei Ekzemen in Fällen von ausgesprochener *Arthritis deformans* erweist sich die Ver-

---

[1] Das *uratische* Ekzem zeichnet sich insbesondere dadurch aus, daß dabei differenteste Hautstellen gleichzeitig ergriffen sind, z. B. Ohr, Hohlhand, Analfalten (KROMAYER).

abfolgung von *Atophan* (dreimal täglich eine Tablette à 0,5 Gramm) unter gleichzeitiger Darreichung von Natrium bicarbonicum als Kampfmittel gegen die Hauterkrankung sehr vorteilhaft.

Die Neigung *Adipöser* zu Ekzemen — durch die bei ihnen schon bei geringer körperlicher Anstrengung sowie bei warmer Außentemperatur auftretende starke Schweißabsonderung noch begünstigt — erheischt natürlich entsprechende *Entfettungs*maßnahmen, gegebenenfalls unter *Zuhilfenahme organotherapeutischer* Mittel.

Die Therapie des Ekzems bei *Menstruationsanomalien*, welche hinsichtlich der Intensität ihrer Erscheinungen nicht selten einen gewissen Parallelismus mit der Schwere der mit ihnen in Zusammenhang stehenden Hautaffektion erkennen lassen, muß auch von diesem Gesichtspunkt aus durchgeführt werden. Vom Ergebnis der gynäkologischen Untersuchung im Verein mit jener des Grundumsatzes und der spezifisch-dynamischen Eiweißwirkung hängt es ab, ob einzelfalls *hormonale Präparate, Emmenagoga* oder andere Behandlungsmethoden anzuwenden sind.

Als ein bei prämenstruell wiederkehrenden oder exacerbierenden Ekzemen gut wirkendes *Emmenagogum* empfiehlt Aschner einen aus Fol. Sennae, Rad. Liquiritiae und Fruct. Foeniculi $\overline{aa}$ herzustellenden Tee. (Bezüglich der in Betracht kommenden organotherapeutischen Präparate verweise ich auf S. 36.)

Die mit dem Sistieren der Menstruation, bzw. der Ovarialtätigkeit in einem Kausalverhältnis stehenden Ekzeme des *Klimakteriums*, bzw. auch des Klimakterium arteficiale praecox sind als Effekte hormonaler Einflüsse auch *hormonal zu behandeln.* Neben der spezifischen *Substitutionstherapie mittels Ovarialpräparaten* (bezüglich deren Anwendung auf S. 38 verwiesen sei), soll in Anbetracht der Möglichkeit, daß hier gleichzeitig auch *Funktionsstörungen von seiten anderer innersekretorischer Organe* bestehen können, nicht an andere eventuell zweckdienliche *organotherapeutische Hilfsmittel* vergessen werden, z. B. an die Thyreoideapräparate bei vorliegendem *hypothyreotischen* Typus des Klimakteriums (s. auch S. 40). Unter Umständen wird sich auch das *Polyhormon femininum* (Sanabo), das Ovarial-, Hypophysen- und Thyreoideaextrakt enthält, in der Dosierung von dreimal täglich 2—3 Tabletten vorteilhaft erweisen. In Berücksichtigung dessen, daß die Ekzeme des äußeren Ohres bei Klimakterischen sich zuweilen infolge der mit diesem Zustande häufig verbundenen profusen Schweißausbrüche sehr hartnäckig zeigen, ist es angezeigt, der *Hyperhidrose* mittels medikamentöser Mittel entgegenzuwirken (*Atropin* in Pillen zu 0,0005), (*Agaricin,* 1—2 Pulver à 0,006 cum Pulv. Ipecac. opiat. 0,2). Auch ist bei der Bekämpfung des Ekzems im Klimakterium die so häufig bestehende *Obstipation* therapeutisch mitzuberücksichtigen.

Ein altbekanntes und altbewährtes Hilfsmittel aus dem therapeutischen Schatz *interner Medikation* zur Unterstützung der Ekzembehandlung ist das *Arsen*. Es kann als *Tct. Fowleri*, auch in Kombination mit Eisenpräparaten (Arsenferratin, Arsenferratose, Arsoferrin usw.) gegeben oder in Form der *Pilulae asiasticae*

Rp. Acid. arsenic.   0,1
Piper. nigr.   3,0
Rad. Liquir.   6,0
Mucilago Gummi arab. quant. sat.,
ut f. pill. Nr. 100.

verschrieben werden, welche mit einer anfänglichen Dosierung von dreimal täglich 1 Pille, von 3 zu 3 Tagen allmählich bis zu dreimal täglich 4 Pillen ansteigend, dann 4 Wochen lang auf dieser Dosierungshöhe verbleibend und hierauf allmählich wieder zu dreimal täglich 1 Pille absteigend, verordnet zu werden pflegen.

Auch die *Dürkheimer Maxquelle* eignet sich zur Durchführung einer Arsentherapie (sie wird in etwa 6 wöchigen Trinkkuren, bei Kindern mit einmal täglich 10 ccm beginnend, täglich um 10 ccm ansteigend bis zu dreimal täglich 60 ccm, dann wieder gradatim bis zur Anfangsdosis absteigend, bei Erwachsenen von 2—3 mal täglich 20 ccm, täglich um 15—20 ccm ansteigend bis zu dreimal täglich 100 ccm und dann zur Anfangsdosis wieder absteigend, angewendet).

Für Fälle besonderer Hartnäckigkeit des Ekzems kommt auch die Verabreichung von *Kalk* in Betracht. So sah KROMAYER von der Kalkbehandlung, welche er in Form von intravenösen Injektionen von *Afenil* (Calciumchlorid-Harnstoff) — 10 ccm pro dosi — in Zwischenräumen von einigen Tagen anwendet, bei stark reizbaren erythematösen Ekzemen eine günstige Wirkung. Sie wird darauf zurückgeführt, daß das Calcium die Entzündungsreaktionen auf Reize abdämpft, was möglicherweise auf einer Verringerung der Durchlässigkeit der Capillaren und Lymphgefäße für Plasma und Blutkörperchen beruht. Auch eine *orale Kalkverabreichung* wird hier mancherseits empfohlen; man verordne z. B.

Rp. Calc. chlorat. puriss. ad us.
intern. „Merck"   20,0
Syrup. rub. Idaei   30,0
Aqu. dest. ad   300,0
M. D. S. 4 mal täglich einen Eßlöffel
voll nach dem Essen mit etwas
Wasser zu nehmen.

Ebenso kann das *Calcium lacticum* (8—10 dieser überzuckerten Tabletten à 0,25 pro die), das *Calcium „Sandoz"* (Calciumsalz der Glykuronsäure, 3—4 mal täglich ein Kaffeelöffel voll in warmem Wasser zu nehmen) oder etwa das *Kalzan* (milchsaurer Kalk mit milchsaurem Natron —

1 Tablette entspricht 0,25 Calc. chlorat. — 3—4 Tabletten dreimal täglich) zur Durchführung einer Calciumtherapie verwendet werden. Oft führt sie zu Erfolgen, namentlich auch bei Fällen von Ekzem, bei welchen eine Übererregbarkeit des vegetativen Nervensystems besteht.

Von Scholtz wird nachdrücklich die Anwendung von *Ichthyol* befürwortet, das am besten in der Form von *Ichthyolcalciumtabletten* à 0,1 (3—5 Tabletten täglich) gegeben wird.

Mit Rücksicht darauf, daß gewissen Fällen von Ekzem eine *neurogene Komponente* zugrunde liegt, brachte Lebedjew hier die Anwendung *intravenöser Brominjektionen* in Vorschlag; am vorteilhaftesten eignet sich dafür das *Ekzebrol* (in Ampullen von je 10 ccm einer 20proz. Traubenzuckerlösung, 1 g Strontium bromatum enthaltend), von welchem Löwenfeld (aus der dermatologischen Abteilung von Nobl) insbesondere bei akuten und subakuten papulösen und nässenden Ekzemen vorzügliche Erfolge zu berichten weiß. Es wird intravenös in Einzeldosen von 10 ccm täglich oder jeden zweiten Tag bis zu 15mal insgesamt injiziert. Das Ekzebrol verbindet die nervenberuhigende Eigenschaft des Broms mit der Wirkung des Traubenzuckers als eines unspezifischen Reizmittels.

Wie die Haut bei der Urticariabildung gewissermaßen als Erfolgsorgan einer allergischen Umstimmung des Organismus angesehen werden muß, so sind auch manche Fälle von Ekzem auf *allergische Zustände* zurückzuführen. Eine solche Ätiologie, welche naturgemäß dringend therapeutische Berücksichtigung erfordert, stellt zunächst die *Ermittlung der jeweiligen Allergene* zur Aufgabe. Oft wird schon durch exakte anamnestische Erhebungen in der Richtung bestimmter Lebensgewohnheiten, alimentärer Faktoren, Berufsschädlichkeiten usw. die Feststellung des betreffenden schuldtragenden Allergens gelingen. Wo dies nicht der Fall ist, muß zwecks Klärung zur Vornahme der Cutanreaktion oder des Ernährungsexperiments (Urbach) geschritten werden. Auf Grund der Ergebnisse dieser Ermittlungen lassen sich dann durch die Ausschaltung der jeweils wirksamen Schädlichkeiten, durch zweckmäßige Änderungen der gewohnten Lebensweise, durch entsprechende Maßnahmen bezüglich der Ernährung wie der Verdauung usw. oft ganz wesentliche Erfolge erzielen, oder aber es müssen die einer *Desensibilisierung* dienenden *spezifischen* bzw. *unspezifischen* Präparate angewendet werden. Unter den letzteren kommt vor allem das *Pepton* in Betracht, das als Antianaphylakticum etwa 45 Minuten vor jeder Mahlzeit in Dosen von je 0,5 per os genommen werden soll. Das Pepton kann aber auch subcutan oder intramuskulär (1—5 ccm einer 10proz. Lösung) injiziert werden. Zur Hintanhaltung der unangenehmen Nebenwirkungen der gewöhnlichen Witte-Peptonlösungen empfiehlt Umber auf Grund langjähriger Erfahrungen die von Beckström hergestellte, in Ampullen zu

10 ccm vorrätige 5proz. alkohollösliche Fraktion des Witte-Pepton, die sich, zu 1% mit Novocainum hydrochloricum versetzt, in Dosen von 5—10 ccm bis zu 3 Tagen hintereinander appliziert, als vollwertiges Desensibilisierungsmittel erwiesen hat.

Bei *nutritiv-allergischen* Dermatosen gelingt es nach URBACH, mittels des Ernährungsexperimentes unter der Anwendung *artspezifischer Pepton-vormahlzeiten* (Propeptane) die jeweilige Krankheitsursache aufzudecken und mittels einer systematischen spezifischen Peptonbehandlung eine dauernde Desensibilisierung herbeizuführen.

Das bei Ekzemen oft so überaus quälende, die Nachtruhe des Kranken häufig stark beeinträchtigende *Hautjucken* ist, wenn sich die lokaltherapeutischen Maßnahmen als nicht genügend wirksam erweisen, durch *Brom, Allional* — 2 Tabletten à 0,16 —, *Adamon* — 1 Tablette à 0,5 —, *Veramon* — 1 Tablette à 0,4 — u. dgl. Mittel zu mildern.

Nicht unerwähnt darf bleiben, daß *auch ohne Bestehen nachweisbarer pathologischer Hautveränderungen* ein lästiger *Pruritus* — ebenso wie an anderen Körperstellen — auch am Ohr auftreten kann, welcher als Effekt einer hautfernen somatischen Störung, vor allem der *inner-sekretorischen Apparate* anzusehen ist. Nicht selten liegt die Ursache eines solchen symptomatisch aufzufassenden Pruritus in einer *Störung der Schilddrüsenfunktion* (häufiger eines Hypothyreoidismus als eines Hyperthyreoidismus) oder der *Parathyreoidea-Funktion*. Auch die irritativen Hauterscheinungen der *Diabetiker* dürften hormonaler Natur sein. Auf den *Zusammenhang der Neurodermatitis mit Störungen von Seiten des Magen-Darmtrates* lenkte URBACH die Aufmerksamkeit, der sie auf transsudative Vorgänge in den Gefäßen der Papillarkörper infolge ungenügend abgebauter Produkte der Nahrungsmittel zurückführt.

Liegen dem Pruritus *Verdauungsstörungen* zugrunde, so kann die Darreichung von *Acidol-Pepsin* oder *Pankreon* unter Umständen Gutes stiften (EHRMANN). In Fällen, in welchen der Pruritus als eine Folge von *Ausfallserscheinungen von Seiten der Keimdrüsen* aufgefaßt werden darf, ist die entsprechende *hormonale Substitutionstherapie* erforderlich.

Die interne Therapie kann sich in allen jenen Fällen, bei welchen lokal-dermatologische Maßnahmen nur palliativ zu wirken vermögen, unter genauer Berücksichtigung des jeweiligen kausalen Moments zu einer dauernd erfolgreichen gestalten. So darf von einer Unterstützung der lokalen Behandlung durch die interne Darreichung von *Kalk* in den entsprechenden Fällen von Pruritus oft beste Wirkung erwartet werden. Den Wert der *Osmotherapie* bei der Bekämpfung exsudativer, neurogener und endokriner Zustände mit Hautjucken hoben .insbesondere NOBL, REMENOVSKY, KANTOR hervor (intravenöse Injektionen von 20—40 ccm einer 20proz. Traubenzuckerlösung nach STEJSKAL). Die Anwendung von *Eigenserum-Injektionen* (LINSER) bei

Schwangerschaftsdermatosen begründet sich auf der Erklärung ihrer Genese (R. FREUND, WEICHERT, MOHR). Die Einverleibung von *Autoserum* soll ein Unschädlichmachen mutmaßlich störender placentarer Stoffe und somit eine Umstimmung der Blutbeschaffenheit bewirken. Für Fälle, in denen der Pruritus am Ohr Teilerscheinung eines *Pruritus senilis* ist, sei auf die von LUITHLEN empfohlene *Kieselsäurebehandlung* verwiesen, durch welche die Mängel in der Beschaffenheit der alternden Haut ausgeglichen werden sollen; die Kieselsäure kann intravenös in Form des *Natrium silicicum* „Merck" (jeden 2. bis 3. Tag anfangs 0,5 ccm, dann 1—2 ccm einer 1proz. Lösung) oder peroral in Form kieselsäurehaltiger Kräuter gegeben werden. Man verordnet

<pre>
Rp. Herb. equiset.   75,0
    Herb. polygon.   150,0
    Herb. galeopsid.   50,0
    M. D. S. 2 Eßlöffel mit 120 ccm
       Wasser zu 60 ccm einkochen.
    Täglich 3 Tassen zu trinken.
</pre>

Die furunkulöse Gehörgangsentzündung.

Da die furunkulöse Gehörgangsentzündung eine häufige Begleit- bzw. Folgeerscheinung des Gehörgangsekzems ist, ergibt sich für ihre Behandlung zuvörderst die prophylaktische Notwendigkeit, dem Ekzem therapeutisch entgegenzuwirken.

Wo sich die Gehörgangsfurunkulose besonders intensiv und hartnäckig erweist, vor allem auch trotz aller präventiver lokaler Maßnahmen durch eine kontinuierliche Neigung zu Rezidiven auszeichnet, oder wo sie sich innerhalb einer allgemeinen Furunkulose ausbildet, muß zur Anwendung des unter den Methoden der internen Behandlung hier wirksamsten Mittels, der *Reizkörpertherapie*, geschritten werden.

Bei der *Reizkörpertherapie* handelt es sich um die *parenterale* Einverleibung (cutan, subcutan, intramuskulär oder intravenös) solcher Substanzen, welche entweder die Bildung spezifischer Schutzstoffe herbeiführen oder eine Leistungserhöhung der Zellen und Organe bewirken („Protoplasma-Aktivierung" im Sinne WEICHARDTs), bzw. durch Beeinflussung des reticulo-endothelialen Systems die Abwehrvorgänge im kranken Organismus zu steigern vermögen (SIEGMUND, SAXL).

Für eine allgemeine Reiztherapie kommen *spezifische Vaccine* oder *unspezifische Proteinkörper* in Betracht.

Die *Vaccinebehandlung* besteht in der prophylaktischen oder therapeutischen Verabreichung von Impfstoffen, welche aus abgetöteten oder in ihrer Wirkung abgeschwächten Bakterien, bzw. aus ihren Abbauprodukten hergestellt werden.

Am wirksamsten ist die aus den Krankheitsprodukten des betreffenden Kranken selbst gewonnene Vaccine, *Autovaccine*, da sie zur Bildung spezifischer Antikörper führt.

Man gewinnt die Autovaccine entweder in der Weise, daß der bei Eröffnung eines Furunkels ausfließende Eiter direkt in einer Eprouvette gesammelt wird, oder so, daß der Eiter mittels eines sterilen Tupfers aufgefangen und dann mit diesem in eine Eprouvette gegeben wird; der Furunkel und seine Umgebung muß mit Alkohol oder Jodtinktur gereinigt werden. Die den Eiter enthaltende Eprouvette wird zur Herstellung der Autovaccine an die betreffende Spezialanstalt überstellt.

Nach ALEXANDER ist der Erfolg der Autovaccine bei Gehörgangsfurunkulose günstig, doch treten nicht selten Nebenwirkungen (längere Zeit andauernde Temperatursteigerungen) auf. Als ein Nachteil der Autovaccine-Behandlung ist der Umstand zu bezeichnen, daß die Fertigstellung des Präparates einiger Tage bedarf, welche solchermaßen therapeutisch ungenützt verstreichen.

Wo keine Möglichkeit der Autovaccine-Herstellung besteht, sind aus verschiedenartigen Stämmen der zur Infektion führenden Bakterienart gezüchtete *polyvalente Impfstoffe (Stammvaccine)* zu verwenden. Bedingung für die Anwendung solcher Präparate ist, daß sie die betreffenden Keime in einwandfreier Beschaffenheit enthalten, damit nicht etwa durch Autolyse unwirksam gewordene Vaccine zur Injektion verwendet wird. Da sich in den Gehörgangsfurunkeln zumeist Staphylokokken als Krankheitserreger finden, so kommt hier vorwiegend eine aus Staphylokokken hergestellte Vaccine in Betracht.

Eine kombinierte spezifisch-unspezifische Reinvaccine ist das *Staphylo-Yatren*, welches die Wirkung der polyvalenten Staphylokokkenvaccine mit jener des Yatrens (Jodoxychinolinsulfosäure) in sich vereinigt.

Sowohl die *Autovaccine* wie die *polyvalente Stammvaccine* und die *spezifisch-unspezifische Vaccine* (Staphylo-Yatren) kann intravenös, intramuskulär, subcutan oder cutan angewendet werden. Bei der *intravenösen* Einverleibung der Vaccine beginnt man mit 5—10 Millionen Keimen und steigt — vorausgesetzt, daß die Temperatur nicht über 38,5° gegangen war, — bei jeder folgenden Injektion um das Doppelte der Dosis; bei Temperaturerhöhungen über 38,5° werden gleichbleibende Dosen injiziert. Im ganzen sind 4—5 Injektionen zu applizieren. Gibt man die Vaccine *intramuskulär* oder *subcutan*, so soll — je nach dem Alter des Patienten — mit 25—50 Millionen Keimen begonnen und dann, falls die Temperatur 38,5° nicht überschreitet, stets mit der verdoppelten Dosis fortgesetzt werden, andernfalls mit der gleichen Menge. Die Gesamtzahl der intramuskulären, bzw. subcutanen Injektionen wird durchschnittlich mit 6—8 begrenzt (URBACH).

Nach PERUTZ zeitigt insbesondere die *intracutane* Anwendung der Vaccine sehr gute Resultate bei Dermatosen, ohne Allgemeinerscheinungen auszulösen. Voraussetzung für den Erfolg der Behandlung ist, daß die intracutane Einverleibung an der Injektionsstelle eine genügend starke Reaktion hervorruft. Man setzt nach PERUTZ am Oberarm des Patienten zunächst zwei Quaddeln mittels je 0,2 ccm einer Vaccine von 100 Millionen Keimen per Kubikzentimeter. Nach Abklingen der entzündlichen Lokalreaktion wird eine zweite Injektion mit 250 Millionen Keimen, dann eine dritte mit 500 und schließlich eine vierte mit 1000 Millionen Keimen vorgenommen. So gelingt es, eine Anregung der Bildung von Antikörpern in der Haut selbst zu erwirken, welche stark genug ist, um örtliche Reaktionen hervorzurufen, ohne hohe Temperatursteigerungen heraufzubeschwören.

Für die Verwendung von *Omnadin*, d. i. eine Immunvollvaccine, welche aus Stoffwechselprodukten verschiedener apathogener Spaltpilze, Lipoidgemisch und animalischem Fettgemisch besteht und in Ampullen zu 2 ccm erhältlich ist, traten KEIL und RABIN ein. Der große Vorteil dieses Präparates besteht darin, daß es keine heftigeren reaktiven Temperatursteigerungen hervorruft. Man injiziert es intramuskulär oder intravenös in Dosen von je 2 ccm.

Die *unspezifische Proteinkörpertherapie* wird in Form von *Milch-* oder *Milchpräparaten-Injektionen* angewendet.

ALEXANDER sah im *Frühstadium* von Gehörgangsentzündungen von *Milchinjektionen* gute Erfolge; sie scheinen die Furunkel- und Absceßbildung verhüten zu können, bleiben aber bei bereits erfolgter Furunkelbildung resultatlos. Innerhalb 1—6 Stunden nach der Injektion steigt die Körpertemperatur auf 38—40° an, pflegt aber bereits am folgenden Tage zur Norm abgeklungen zu sein.

Zu *Milchinjektionen* verwendet man entweder gewöhnliche *Kuhmilch*, welche durch 5—10 Minuten langes und 1—2mal wiederholtes Aufkochen im Wasserbad keimfrei gemacht wurde und dann unmittelbar nach dem Erkalten in einer Menge von 5 ccm intraglutäal verabreicht wird, oder *aseptische Milch* (Dr. SEIDEL), d. h. steril abgenommene und pasteurisierte Milch, in Einzeldosen von 5 ccm. Von den *aus Milch hergestellten Präparaten* seien hier angeführt: Das *Aolan*, eine keim- und toxinfreie Milcheiweißlösung, in Ampullen zu 1, 5 und 10 ccm erhältlich; es werden 10 ccm intramuskulär gegeben. Das *Caseosan*, eine 5proz. Caseinlösung, in gebrauchsfertigen Ampullen zu 1 ccm erhältlich, wird in der Dosis von 1—2 ccm intramuskulär einverleibt. Das *Yatren-Casein* (Milchcasein mit Yatren) wird in einer schwächeren ($2^1/_2$% Casein) und in einer stärkeren (5% Casein) Lösung in Ampullen zu 1 und 5 ccm in den Handel gebracht; man injiziert 5 ccm intramuskulär.

Ein hochwertiges Präparat ist das nach Aust und Kovacs hergestellte *Pyrolactol*, welches die wirksamen Faktoren der *Milch- und Vaccinetherapie* in sich vereinigt; Erwachsenen wird es in der Einzeldosis von 10 ccm, Kindern in der Dosis von 2—5 ccm intravenös injiziert; die Temperatursteigerungen, welche auf die Injektion hin auftreten, dauern durchschnittlich 8—10 Stunden an und erreichen eine Höhe bis zu 39°.

Sämtliche der hier erwähnten *Proteinkörper-Injektionen* sind im allgemeinen in Zeitintervallen von 3—4 Tagen und in einer Gesamtzahl von 3—4 für eine Behandlung ausreichend.

Von den anderweitigen internen Mitteln zur Behandlung der Gehörgangsfurunkulose sei noch der von Bier propagierte und auch sonst mancherseits empfohlene *Jodschwefel* erwähnt, welcher als *Sulfur jodat.* verschrieben wird, und von dem man dreimal täglich eine Tablette (D_3 à 0,001), $^1/_2$ Stunde vor den Mahlzeiten nehmen läßt. Sulfur jodat. soll möglichst frühzeitig verordnet und einen Monat hindurch regelmäßig gebraucht werden.

Die Bedeutung des *Diabetes mellitus* bezüglich der Ätiologie der Furunkulose ist eine sehr wesentliche; namentlich unbehandelte Diabetiker stellen ein großes Kontingent für die schweren und oft rezidivierenden Furunkulosen. Schöne Erfolge bei der diabetischen Furunkulose erzielt G. Singer mit der von ihm bei Diabetikern geübten *unspezifischen Proteinkörpertherapie.*

Da die an Furunkulose leidenden Kranken fast durchwegs einen erhöhten Blutzuckerspiegel aufweisen, so empfiehlt es sich, *auch in jenen dieser Fälle, bei welchen keine Harnzuckerausscheidung besteht, ein antidiabetisches Regime durchzuführen,* das die Furunkulose nicht selten unverkennbar günstig beeinflußt.

Rezidivierende Ceruminalpfröpfe.

Für ungewöhnlich rasch rezidivierende *Ceruminalpfröpfe* macht Berberich nicht so sehr eine etwaige anatomische Besonderheit des Gehörgangs bezüglich Enge und Windung — welche ja zu einer Stagnation des Cerumens Anlaß geben könnte — verantwortlich, als vielmehr eine allgemeine Stoffwechselanomalie, welche sich in einer *Hypercholesterinämie* kundgibt. Als Stütze für solch eine Annahme kann geltend gemacht werden, daß sich in Fällen rezidivierender Ceruminalpfröpfe oft auch noch andere Erscheinungen finden, die auf eine Cholesterinvermehrung zurückzuführen sind, so: Xanthelasmen an den Augenwinkeln, der Arcus senilis corneae, der Arcus lipoides myringis. Daß Hypertoniker zu rezidivierenden Ceruminalpfröpfen neigen, und daß die Hypertonie mancherseits mit einer Störung des Cholesterinstoffwechsels in Zusammenhang gebracht wird, soll kurz vermerkt sein.

In Konsequenz seiner Auffassung hinsichtlich der Ätiologie der stark rezidivierenden Ceruminalpfröpfe erachtet BERBERICH ihre Therapie in der Beeinflussung der Hypercholesterinämie gegeben, welche durch die Darreichung von *Rhodan*, das auch den Blutdruck herabzusetzen befähigt sein soll, am wirksamsten in die Wege geleitet wird. Man verordnet 2—3 Tage täglich je 0,1 Rhodannatrium, setzt dann 2 Tage mit diesem Mittel aus und führt diesen Turnus durch 4—6 Wochen fort.

Die Erkrankungen des Mittelohres.
Der chronische Adhäsivprozeß des Mittelohres.

Im Anschluß an exsudativ-katarrhalische oder subakute, bzw. auch chronische eiterige Prozesse im Mittelohr kommt es manchmal zu einer bindegewebigen Umwandlung der Mittelohrschleimhaut, zur Bildung von Strängen und Bändern in der Paukenhöhle, zu mehr oder minder ausgedehnten Adhäsionen des Trommelfells, zur Ankylosierung der Gehörknöchelchengelenke und zur straffen Fixation des Stapes.

Die günstigen Berichte über die Erfolge mit der Anwendung des *Thiosinamin* (Allylsulfoharnstoff), dem die Wirkung zugesprochen wird, Narbengewebe erweichen zu können, bei Strikturen, Synechien, Adhäsionen, Ankylosen und ähnlichen Prozessen waren Anlaß, dieses Mittel auch bei den chronischen Adhäsivprozessen des Mittelohrs zu versuchen. Positiven Ergebnissen (SINCLAIR TONSEY, M. SUGAR, HIRSCHFELD, KASSEL, E. URBANTSCHITSCH) stehen negative (BEZOLD, VOLISCU) gegenüber. Schädigungen sind davon nicht zu gewärtigen.

Von HIRSCHFELD wird das Thiosinamin in 10proz. Glycerin-Wasserlösung angewendet; zunächst wird dreimal wöchentlich je $^1/_2$ ccm subcutan injiziert, dann sechsmal wöchentlich je $^1/_2$ ccm und schließlich in der dritten Woche sechsmal je 1 ccm.

KASSEL benutzt eine 15proz. alkoholische Lösung mit Zusatz von 10 Teilen Anästhesin.

E. URBANTSCHITSCH sah vom *Fibrolysin* (Doppelsalz aus Thiosinamin und Natrium salicylicum), das in Ampullen zu 2,3 ccm, welche 0,2 Thiosinamin enthalten, gebrauchsfertig erhältlich ist, gute Erfolge. Mit der subcutanen Einverleibung von einem Siebentel einer Ampulle beginnend, erhöht er die Dosis allmählich auf die Hälfte und schließlich auf die ganze Menge einer Ampulle und verabreicht — je nach der sich einstellenden Wirkung — insgesamt 20—30 Injektionen; zeigt sich auf 10 Injektionen noch keinerlei Besserung, so erscheint die Fortsetzung dieser Behandlung zwecklos. Ein Erfolg der Fibrolysinbehandlung macht sich vor allem in einer Verringerung der Ohrgeräusche und in Hörverbesserung geltend (URBANTSCHITSCH). Bei höhergradiger Arteriosklerose ist das Fibrolysin — da es kongestive Zustände heraufzubeschwören vermag — kontraindiziert, ebenso beim Bestehen von Eiterungen, da solche durch seine Anwendung verstärkt werden können.

Nach WODAK erscheint die von ihm bei den verschiedenen Formen der Schwerhörigkeit vorgeschlagene *Arsenbehandlung* auch bei chronischen Mittelohrkatarrhen indiziert (eingehend wird diese Therapie in dem Kapitel „Chronisch-progressive labyrinthäre Schwerhörigkeit" besprochen; siehe S. 56).

Die *interne Behandlung* der chronischen Adhäsivprozesse des Mittelohres kann selbstverständlich *nur im Sinn einer Ergänzungstherapie der lokalen Ohrbehandlung* Aussicht auf Erfolg bieten.

Die entzündlichen Mittelohrerkrankungen.

Die gleichen Erwägungen, welche uns unter gewissen Umständen dazu führen, bei entzündlichen Erkrankungen des Gehörgangs zur *Reizkörpertherapie* zu greifen, können auch in manchen Fällen entzündlicher Mittelohrerkrankungen die Grundlage für die Anwendung dieser Behandlungsmethode abgeben.

ALEXANDER verwendete da als erster parenterale *Milchinjektionen* und verzeichnet ihre günstige Wirkung bei einfacher und bei eiteriger Otitis media acuta. Er konnte in Fällen von eiterigen Entzündungen nach kurzdauernder Steigerung der Eitersekretion manchmal bereits 24—48 Stunden post injectionem von 5 ccm Milch ein Versiegen der Sekretion, ein Abschwellen des Trommelfells sowie eine Hörverbesserung feststellen. Bei subakuten Eiterungen bietet diese Therapie jedoch keinen Vorteil, bei chronischen Eiterungen ist sie vollkommen wertlos.

Auch nach RAUCH wird die Heilungsdauer der akuten eiterigen Mittelohrentzündung durch parenterale Milchinjektionen abgekürzt; seiner Beobachtung nach entfaltet die Zufuhr artfremden Eiweißes eine um so größere Heilwirkung, je virulenter die Krankheitserreger sind. Die Zahl der Injektionen in der Einzeldosis von 5 ccm muß sich jeweils nach der Schwere des Falles richten.

IMHOFER äußert bezüglich der Anwendung von Milchinjektionen die gleichen Bedenken, wie sie hinsichtlich der BIERschen Stauung geltend gemacht werden.

Gelegentlich der Verhandlungen der Gesellschaft Deutscher Hals-, Nasen- und Ohrenärzte 1924 in Breslau brachte KOBRAK die Indikationen der Reizkörpertherapie zur Sprache und grenzte sie folgendermaßen ab:

1. für Fälle, welche sich unter geringer, evtl. schon gänzlich oder wenigstens zeitweise sistierender Sekretion und Reaktion wochenlang hinschleppen,

2. für frische, hochgradig hämorrhagische Otitiden,

3. für Eiterungen bei ausgesprochener exsudativer Diathese und

4. für schwere, besonders zu Nekrose neigende Prozesse (z. B. bei schwerem Scharlach).

Als *Prophylakticum* empfiehlt KOBRAK die parenterale Proteinkörpereinverleibung dann, wenn sich die Notwendigkeit ergibt, sehr frühzeitig zur Aufmeißelung zu schreiten. An die Verwendung der *Reizkörpertherapie bei akuten Mittelohreiterungen* knüpft KOBRAK mit Recht die Bedingung einer strengen klinischen Beobachtung, bzw. einer genauen Kontrolle des *objektiven* Krankheitsbildes. Diese conditio sine qua non ist auch deshalb außerordentlich wichtig, weil unter der Verwendung der Proteinkörperbehandlung eine Entschmerzung eintritt, welche leicht dazu verführen könnte, die Beaufsichtigung des Kranken zu verringern.

Die Vorteile der Reizkörperbehandlung, und zwar des *Omnadin*, bei Ohrenerkrankungen rühmte auch KEIL bei den Verhandlungen in Breslau (1924) und hob hervor, daß die Krankheitsdauer der akuten Otitis durch die Omnadinbehandlung ersichtlich abgekürzt wird. Wenn die *Parazentese* indiziert erscheint, muß *gleichzeitig mit ihr* — ebenso wie dies ALEXANDER und auch RAUCH in bezug auf die parenterale Milchtherapie fordern — *die Applikation des Omnadins* erfolgen.

Für *kontraindiziert* hält KNICK, welcher nach Anwendung von *Caseosan* bei einer akuten — wahrscheinlich durch Strept. mucosus verursachten — Otitis eine rasch einsetzende eiterige Einschmelzung des Warzenfortsatzes mit folgender Labyrinthitis und Meningitis beobachtete, die *Reizkörpertherapie bei latenter Mastoiditis*.

Auch CHAROUSEK *warnt* vor der Anwendung einer *Reizkörperbehandlung* bei jenen Otitiden, bei welchen die *Entzündung auf die Zellen des Processus mastoideus* übergegriffen hat, und bei Entzündungen, die mit einer *profusen Eiterung* einhergehen; in solchen Fällen wird eine ausgebreitete Einschmelzung und Zerstörung heraufbeschworen, welche infolge der durch die Applikation von Reizkörpern herbeigeführten Schmerzstillung verdeckt bleiben und demnach um so gefährlicher werden kann. Für alle jene Fälle aber, bei welchen der akute Prozeß im Abklingen ist, und bei denen die Gefahr eines Überganges in chronische Eiterung besteht, empfiehlt CHAROUSEK die Reiztherapie, welche seiner Erfahrung nach hier oft zu einer akuten Reaktion mit Ausgang in Heilung führt.

Meiner eigenen Erfahrung nach ist die Reizkörpertherapie, und zwar in Form der *Omnadininjektionen*, die ich gern zur Behandlung der akuten eiterigen Otitis heranziehe, unter gewissen Voraussetzungen von unzweifelhaftem Wert.

Der normale Ablauf der Otitis media acuta suppurativa charakterisiert sich dadurch, daß mit dem Auftreten der Sekretion — möge sie spontan oder im Anschluß an die Parazentese erfolgen — die subjektiven und objektiven Krankheitserscheinungen rasch abklingen. Bei jenen Fällen, in welchen dies aber nicht geschieht, bei welchen vielmehr 24—48 Stunden nach dem Einsetzen der Sekretion die Schmerzen und Fiebertemperaturen noch in irgendwie höherem Grad weiterbestehen, halte ich Injektionen von *Omnadin* für unbedingt nutzbringend. Ihre günstige Wirkung zeigt sich um so deutlicher, in einem je früheren Stadium der Otitis sie vorgenommen werden, insbesondere wenn dies noch in der ersten Woche der Erkrankung der Fall ist. Ich sah da zu wiederholten Malen die Temperatur rasch zur Norm absinken und eine günstige Beeinflussung des lokalen Krankheitsbildes in subjektiver wie objektiver Hinsicht. Schon in der zweiten Woche der Otitiserkrankung macht sich der Effekt des Omnadins weniger eklatant geltend, und in noch späteren Stadien der Erkrankung sah ich von diesem Mittel nur selten überzeugende Vorteile. Auch von seiner Anwendung bei beginnenden Mastoiderscheinungen — in einem späteren Stadium der Otitis — bin ich gänzlich abgekommen.

Die der Injektion von *Omnadin* folgenden Reaktionserscheinungen sind nur selten besonders heftig; zumeist sah ich am Tag der Injektion ein Hinaufschnellen der Temperatur, mitunter eine Sekretionsverstärkung. Bleibt die Zunahme der Sekretion aus, dann können sich heftigere Schmerzen im Ohr einstellen. Derartige Reaktionserscheinungen geben uns, falls sie in der ersten Krankheitswoche erfolgen, wohl keinen Anlaß zur Beunruhigung, da in diesem frühen Krankheitsstadium gar nicht so selten trotz Sekretabflusses Schmerzen und Temperatursteigerungen weiterbestehen bleiben. In späteren Krankheitswochen aber, in welchen wir eine Verschlechterung des Krankheitsbildes als Zeichen einer drohenden Komplikation zu deuten haben, halte ich es für zweckmäßig, ein Mittel, welches starke lokale oder allgemeine Reaktionen auslöst, lieber gar nicht zu verwenden, um die Situation ungetrübt beurteilen zu können.

Schließlich möchte ich noch erwähnen, daß das *Omnadin* überall dort, wo es sich bewährt, seine günstige Wirkung sehr bald äußert; bleiben 4 Injektionen erfolglos, dann ist von einer längeren Fortsetzung nicht mehr viel zu erwarten.

Ein Mittel, das die lokale Behandlung der Mittelohreiterungen oft in ganz vorzüglicher Weise unterstützt und dessen Anwendung demzufolge warm empfohlen werden darf, ist das *Urotropin* (Hexamethylentetramin, eine Verbindung von Formaldehyd mit Ammoniak). Der Effekt dieses für die Behandlung der akuten Mittelohreiterung zuerst von DINOLT angewendeten Mittels beruht darauf, daß es im Körper Formaldehyd abspaltet und so eine desinfizierende Wirkung ausübt. Es hat sich gezeigt, daß die Urotropinmedikation, welche sich ja auch bei der Behandlung infektiöser Erkrankungen des Harnapparates, insbesondere der Cystitis und Pyelitis, ausgezeichnet bewährt, *dadurch noch an Wert gewinnen kann,* daß das Säure-Basen-Gleichgewicht des Organismus nach der *sauren Seite hin* verschoben wird.

Man ergänzt zu diesem Zwecke die Urotropindarreichung mit Acidum phosphoricum oder Acidum hydrochloricum dilutum. So verschreibt man z. B. neben dem *Urotropin,* welches von Erwachsenen 3—4mal täglich in der Dosierung von 0,5, von Kindern — je nach dem Alter — 3—4mal täglich in der Menge von 0,25 genommen werden soll.

<pre>
Rp. Acid. phosphoric.   5,0
     Syrup. rub. Idaei   20,0
     Aqu. destillat.   200,0
     M. D. S. 3mal täglich einen
     Eßlöffel zu nehmen.
</pre>

In gleichem Sinne wirkt das *Ammonium chloratum.* Man verordnet

<pre>
Rp. Ammon. chlorat. purissim.
     (Merck)   8,0
     Succ. liquirit.   6,0
     Aqu. destillat. ad   100,0
     M. D. S. 3stündlich 1 Kinderlöffel
     voll zu nehmen.
</pre>

In schmackhafterer Form kann man das Ammonium chloratum nach SAXL und ERLSBACHER als *Gelamon* (dragierte Pastillen à 0,4 Ammonium chloratum — 5—10 mal 2 Stück im Tage) nehmen lassen.

Nicht außer acht darf gelassen werden, daß bei einer zu starken Dosierung oder zu langen Fortsetzung des Urotropins *Blasenkrämpfe,* ja sogar *Blasenblutungen* auftreten können!

Die intrakraniellen Komplikationen der entzündlichen Mittelohrerkrankungen.

Die otogene Sepsis.

Die Spontanheilung einer otitischen Thrombophlebitis ist sicher ein ungewöhnlich seltenes Vorkommnis, mag es sich auch das eine oder andere Mal auf Grund einer bindegewebigen Organisation des Thrombus oder zufolge des Durchbruchs eines eiterig infizierten Sinus nach außen ereignen. „Behandeln" heißt da eigentlich doch nur „Operieren", und zwar rechtzeitig und gründlich operieren!

Trotzdem kann der Otochirurg auch hier der internen Therapie, die oft schon vor der Operation, immer aber nach der Operation der Thrombophlebitis eingesetzt werden muß, nicht entraten.

Vor allem erfordert die otitische Sepsis, bzw. Pyämie eine Hand in Hand mit der chirurgischen Behandlung gehende interne Medikation, welche der Infektion als solcher entgegenzuwirken und ihre Folgeerscheinungen unter Berücksichtigung des Allgemeinzustandes, des Herz- und Kreislaufverhaltens usw. zu bekämpfen suchen muß. Immer

wird es sich hier darum handeln, mittels rechtzeitig angewendeter Maßnahmen die Widerstandsfähigkeit des Organismus gegenüber den ein-
wirkenden Schädigungen zu stärken und womöglich auch durch inner-
desinfektorische Wirkungen dem Krankheitsprozeß und dem Fieber
Einhalt zu gebieten.

Zur Reihe der *chemischen Desinfizientien* gehören das kolloidale
Silber, das Silbermethylenblau, das Argochrom, das Mercurochrom, das
Trypaflavin, das Gentianaviolett u. a. m.

Nach Ansicht P. Saxls beruht die Wirkung der chemischen Desinfizientien bei septischen Infektionen weniger auf einer antiseptischen
Beeinflussung, als auf einer unspezifischen Förderung des Abwehr-
vermögens der Gewebe. Untersuchungen von Saxl, Donath und Kelen
erwiesen, daß Tiere mittels einer Vorbehandlung mit 3—4 intravenösen
Injektionen von Trypaflavin oder Argochrom gegen sonst tödlich
wirkende septische Infektionen mit Coli- oder Staphylokokkeninjek-
tionen geschützt werden können. Auch Theilhaber vermochte mittels
kombinierter Novoprotein-Argochrom-Injektionen Tiere vor einer experi-
mentellen Streptokokkenperitonitis zu bewahren.

Daraus ergibt sich nach Saxl einerseits die Notwendigkeit, die
chemische Desinfektionstherapie möglichst frühzeitig einzuleiten, solange der Organismus noch über ausreichende Abwehrkräfte verfügt
und solange die Gewebe noch ein genügendes Reparations- und Regene-
rationsvermögen besitzen, andererseits aber auch die Möglichkeit,
prophylaktisch einer drohenden Sepsis entgegenzuwirken.

Sonach wäre es erwägenswert, ob eine *Vorbehandlung* mit chemischen
Desinfizientien nicht bei solchen Otitiden versucht werden sollte, welche
zwar noch nicht das klinische Bild der Thrombophlebitis bieten, aber
zufolge des Auftretens eines intermittierenden Fiebers immerhin den
Charakter eines septischen Krankheitsverlaufs anzeigen und hierdurch
den Verdacht auf eine drohende Sinusinfektion wachrufen müssen.

Saxl empfiehlt zur *Vorbehandlung* einer drohenden Sepsis *Argo-
chrom-* oder *Trypaflavin*-Injektionen (6 Tage hindurch jeden zweiten
Tag eine Injektion) oder die perorale Verabreichung von *Scharlachkoniol*
(Chemosan), dreimal täglich je 40 Tropfen der 1proz. Emulsion während
8 Tagen.

Unmittelbar vor einer Operation sind solche prophylaktische Injektionen zu vermeiden, da sie eine akute Blockierung und Schädigung
des reticuloendothelialen Systems bewirken können, welche mehrere
Stunden anhalten dürfte.

Donath und Saxl beobachteten weiter, daß die subcutane Injektion von *Pituitrin* (1 ccm Pituisan „Sanabo") 10 Minuten vor der intravenösen Applikation eines Antisepticums die Bactericidie des Blutes
zu erhöhen vermag; ihrer Meinung nach beruht dies darauf, daß das

Pituitrin ein längerdauerndes Verweilen des antiseptischen Mittels in der Blutbahn bedingt, wodurch letzteres von der Leber und Milz abgedrängt und zum Teil von anderen reticuloendothelialen Zellen abgefangen wird: „auf diese Weise wird die reizende Wirkung des Antisepticums sozusagen einer vergrößerten cellulären Oberfläche zugeführt".

Die interne Behandlung der otogenen Sepsis, bzw. Pyämie ist aber auch *nach durchgeführter Operation*, insbesondere in Fällen protrahierten Verlaufes, wertvoll. Von den hier in Betracht kommenden Mitteln seien folgende genannt: *Urotropin* (10 ccm einer 40proz. Lösung intravenös), *Omnadin* (1—2 ccm anfänglich intravenös, dann intramuskulär), *Trypaflavin* (0,1—0,2 ccm einer $^1/_2$proz. Lösung intravenös), *Elektrargol, Collargol* (5—10 ccm intravenös), *Argochrom* (0,2 ccm intravenös), *Strepto- oder Staphylo-Yatren* (2—5 ccm intravenös oder intramuskulär), *Solganal* (ein organisches Goldpräparat, das intravenös in der Anfangsdosis von 0,25 ccm, bei kräftigen Personen evtl. 0,5 ccm, dann jeden 2.—3. Tag in der Menge von 0,5—1,0 ccm verabreicht wird).

ALEXANDER weiß Günstiges über die Wirkung der *Bluttransfusion* (250—400 ccm bei Erwachsenen, 150—250 ccm bei Kindern) zu berichten. In unmittelbarem Anschluß an die Bluttransfusion tritt oft ein lytischer oder kritischer Fieberabfall ein, welcher nur vorübergehend durch das Auftreten einer neuen Metastase unterbrochen werden kann.

DENCH empfiehlt die Bluttransfusion von seiten eines immunisierten Spenders. Der Blutspender soll einen hohen Phagocytenindex (d. i. die Zahl der Bakterien, welche ein polymorphkerniger Leukocyt zu zerstören vermag) haben. Nach J. LESTER UNGAR soll der Spender durch die Einverleibung großer Dosen einer aus den Keimen des Patientenblutes gezüchteten Vaccine immunisiert werden. Bis der Spender mit der Patienten-Autovaccine immunisiert ist, was immerhin 8—10 Tage dauert, soll der Kranke eine oder auch mehrere Bluttransfusionen von Seiten eines mit Heterovaccine immunisierten Spenders erhalten. Zur Bluttransfusion darf nur eine Methode angewendet werden, bei welcher das Blut völlig unverändert bleibt: Citratblut ist für solche Patienten nicht geeignet, weil in ihm die Komplemente wesentlich verringert, die Opsonine und der Phagocytenindex der Leukocyten auf ein Minimum reduziert sind.

Ansonsten kommt die *symptomatische Behandlung* zu ihrem Recht, der es obliegt, vor allem durch *Excitantia und Analeptica* einer Kreislaufschwäche vorzubeugen. Je nach der im Einzelfalle bestehenden Situation muß von Alkohol, Coffein, Campher, Strychnin, Ephetonin usw. Gebrauch gemacht werden. Zur Anregung der Diurese und zur Ausschwemmung von Toxinen wird sich gegebenenfalls die Anwendung subcutaner oder intravenöser *Kochsalzinfusionen* vorteilhaft erweisen.

Unter Umständen wird auch ein *Aderlaß* (300—400 ccm Blut) mit nachfolgender Kochsalzinfusion von Nutzen sein können.

Ganz außerordentlich wichtig ist die *Erhaltung eines befriedigenden Ernährungszustandes*, weshalb für die Zufuhr leicht resorbierbarer Nahrungsmittel in flüssiger oder breiiger Form (allstündliche Verabreichung etwa von Tee mit Milch, von Chaudeau, Bouillon mit eingesprudeltem Ei, Eierkognak, Kartoffelpüree, Nestleschem Kindermehl in Milch, Haferschleim, Aspik, Fruchtsäften usw.), womöglich auch in ausreichender Abwechslung, gesorgt werden muß.

Laut Mitteilungen insbesondere der amerikanischen Literatur wird die subakute und chronische Sepsis durch die Verabreichung einer *Vitamin-A*-reichen Kost (Püree von rohen gelben Rüben, Citronensaft, frische Tomaten, geschabte rohe Äpfel usw.) günstig beeinflußt.

Nötigenfalls soll auch ein Versuch mit rectaler Ernährung, evtl. mittels subdermaler Nährstoffzufuhr (100—500 ccm einer 10proz. Zuckerlösung) nicht unterlassen werden.

Die otogene Meningitis.

Die *interne Behandlung* der otogenen Meningitis umfaßt eine Reihe von Maßnahmen, welche *im Anschluß an die Erfüllung der hier ätiologisch wichtigsten therapeutischen Aufgabe*, des *chirurgischen Eingriffs*, zu treffen sind.

Der von LINCK in seinem Referat über die Therapie der eiterigen Meningitis in der Oto-Rhinologie (Verhandlungen der Gesellschaft Deutscher Hals-, Nasen- und Ohrenärzte, München 1925) geprägte Grundsatz, „daß auch nach anscheinend günstigem Resultat der ätiologisch chirurgischen Behandlung das weitere und endgültige Heil der Therapie in der Eigenbehandlung der Meningitis zu suchen ist", hat heute wohl in der Otologie allgemein anerkannte Geltung. Von gleicher Bedeutung ist der Satz: „In denjenigen Fällen aber, in denen die ursächliche Vorbehandlung mit einem zweifelhaften oder negativen Ergebnis abgeschlossen wurde, muß in der Eigentherapie der Meningitis das einzige und letzte Heil der Behandlung überhaupt erblickt werden."

Das Ziel der hier anzuwendenden Behandlungsmaßnahmen besteht — wie LINCK ausführt —

1. in der Entlastung der Meningealräume durch Entleerung des krankhaft vermehrten und veränderten Liquors,

2. in der antibakteriellen Therapie und

3. in der Anwendung allgemeiner therapeutischer Maßnahmen.

Die verschiedenen Methoden der Entlastungs- (Punktions-) Behandlung (Lumbalpunktion, Punktion der Cisterna cerebello-medullaris, Ventrikelpunktion), deren therapeutischer Wert in der Entleerung und Fortschaffung der Krankheitserreger, in der Verringerung des Hirndrucks und in der Anregung zur reichlichen Absonderung eines neuen bactericiden Liquors beruht, sollen — da sie ja chirurgische Maßnahmen darstellen — hier nicht zur Sprache gebracht werden.

Die *interne Behandlung* der otogenen Meningitis basiert auf der Zuführung von *Medikamenten spezifisch chemischer oder spezifisch desinfizierender Wirkung*, welche peroral oder subcutan, intramuskulär, intravenös oder intralumbal appliziert werden, und denen die Aufgabe zufällt, den Infektions- und Entzündungsprozeß im Liquorsystem heilsam zu beeinflussen.

In seinem Referat über die Therapie der eiterigen Meningitis stellte LINCK die hier in Betracht kommenden Arzneistoffe übersichtlich zusammen und berichtete unter Berücksichtigung der Literaturangaben umfassend über die mit ihnen erzielten therapeutischen Ergebnisse.

Die interne Meningitisbehandlung kann *chemotherapeutischer* Natur sein (Anwendung chemischer Desinfizientien) oder *immuntherapeutischer* Art (Verwendung von spezifischen oder unspezifischen Seren und Vaccinen).

Von den *chemotherapeutischen Medikamenten* hat sich vor allem das *Urotropin* zufolge vielfacher für seine Wirksamkeit günstiger Berichte (GELBER, HENKE, REISCHIG, HOLMGREEN, ZANGE, DENKER, BÖSS u. a. m.) und trotz mancher gegenteiliger Erfahrungen (KNICK, UFFENORDE, MYGIND, HINSBERG, FLEISCHMANN u. a. m.) einen Platz in der Meningitistherapie zu erobern vermocht. Es wird entweder peroral (3—4mal täglich 0,5, nach SCHREYER aber auch in größeren Dosen, bis 8 g pro die) gegeben oder intravenös, 20—30 ccm pro dosi einer 40proz. Lösung (Böss) appliziert. Unter allen Umständen muß dabei auf das Auftreten von Reizerscheinungen seitens der Blase (Brennen, Harndang, Hämaturie) sorgfältig geachtet werden, denn sie bedingen die sofortige Sistierung der Urotropindarreichung! Auch an dieser Stelle (wie bereits andernorts, s. S. 16) möchte ich darauf hinweisen, daß die Urotropinwirkung durch eine *gleichzeitig erfolgende Medikation von Acidum hydrochloricum dilutum, Acidum phosphoricum* oder von *Ammonium chloratum* verstärkt wird, weil die desinfizierende Formaldehydabspaltung aus dem Urotropin in einem sauren Milieu viel rascher und energischer erfolgt. (Bei Cystitis und Pyelitis verordnet HOFF zu diesem Zweck 3 Tage hindurch je 10 g Salmiak pro die, gibt dabei reichlich Urotropin und schränkt gleichzeitig die Flüssigkeitszufuhr stark ein; in den nächsten Tagen führt er mittels großer Mengen alkalischen Wassers unter Vermeidung jeglicher Medikation eine Durchspülung des Organismus herbei.)

H. NEUMANN hat bei otogener Meningitis mit intravenösen Injektionen von *Cylotropin* (einem *Urotropin-Salicylpräparat*) gute Resultate erzielt. Das Cylotropin ist in Ampullen zu 5 ccm (mit einem Gehalt von 2,0 Urotropin, 0,8 Natr. salicyl. und 0,2 Coffein. natr. salicyl. pro Ampulle) vorrätig. Man injiziert jeden zweiten Tag eine Ampulle.

Ein weiteres chemotherapeutisches Mittel ist das *Trypaflavin* (Diamino-Methylacridiniumchlorid), das von FLEISCHMANN in der Einzeldosis von 50 ccm einer 2proz. Lösung (d. i. 1,0 Trypaflavin), von TRÜB in der Einzeldosis von 20 ccm einer 2—3proz. Lösung und von SPIESS in der Einzeldosis von 60 ccm einer $^1/_2$proz. Lösung zur intravenösen Darreichung empfohlen wird; es kann aber auch als Klysma (mit Mucilago gummi arab. und 10—20 gtts Tct. opii) in der Gesamtmenge von 70 ccm (M. STERNBERG) einverleibt werden.

Günstige Urteile liegen ferner über das *Collargol*, das *Elektrocollargol* (KLUGE, WIDAL, ISOVESCU, SACQUEPÉE), sowie über das *Methylenblau* (GÖPPERT) vor.

Collargol, ein kolloidales Silberpräparat mit 70% Ag und 30% aufgeschlossenen Eiweißstoffen, wird anfänglich in der Dosis von 2 ccm einer 1—2proz. Lösung, dann um 1—2 ccm ansteigend bis zu einem Maximum von 8—10 ccm injiziert. Man injiziert täglich oder jeden 2.—3. Tag. Bei rectaler Applikation werden 2mal täglich 50 ccm einer 2—10proz. Lösung mit 8 Tropfen Opiumtinktur gegeben.

Elektro-Collargol ist in zwei Stärken (Ampullen von 5 ccm mit 0,06 bzw. 0,6% Ag) erhältlich; es werden entweder $^1/_2$—1 Ampulle der stärkeren oder 1—2 Ampullen der schwächeren Lösung intravenös verabfolgt.

Methylenblau wird in Kapseln zu 0,1 (täglich 5—8 Stück) intern gegeben.

Empfohlen wird auch die *Optochinbehandlung* (FRIEDEMANN, LANDESBERGER, F. MEYER, SCHACK, ROSENOW, CORDUA, HENNING). Tierexperimentellen Ergebnissen nach werden am besten die durch den Streptococcus mucosus (der Gruppe der Pneumokokken zugehörig) hervorgerufenen Meningitiden mittels Optochin zu beeinflussen sein. Optochin wird als *Optochinum basicum* in der Einzeldosis von 0,20—0,25 (3—4mal täglich; nicht über 1,0 pro die!), bei 1jährigen Kindern in einer Dosierung von 0,02, bei 10jährigen Kindern in einer Dosierung von 0,06 gegeben. Es darf nicht bei leerem Magen genommen werden. Die Einhaltung einer Milchdiät ist bei seiner Darreichung sehr vorteilhaft.

KOBRAK empfiehlt eine Kombinationsbehandlung von *Optochin mit Urotropin*; er verordnet nebst Optochin 3mal täglich 0,5 Urotropin.

Voraussetzung für eine erfolgversprechende interne *Immuntherapie* ist eine exakte bakteriologische Diagnosestellung, da nur so die Wahl gerade jenes spezifischen Mittels getroffen werden kann, welches für die jeweils wirksamen Krankheitserreger in Betracht kommt. Von größter Bedeutung ist, daß die Behandlung *frühzeitig* (solange die Infektion noch nicht weit fortgeschritten ist) eingeleitet wird, und ebenso, daß das geeignete Therapeuticum in *zweckentsprechender Stärke* sowie in der *dienlichen Häufigkeit* wiederholt angewendet wird (SCHNITZER).

Die *interne Immunisierungstherapie* besteht in der Einverleibung *spezifischer* oder *unspezifischer* Immunkörper mit *Vaccine* oder *Serum*.

Hartmann berichtet über einen Fall von eiteriger Meningitis, der auf die Injektion von zunächst $^1/_2$ ccm, dann von 1 ccm (25 Millionen Keime enthaltende) *Staphylokokkenvaccine* geheilt wurde, Gerstmann brachte 4 Fälle von eiteriger Meningitis mittels intravenöser Einspritzung polyvalenter Staphylokokkenvaccine zur Heilung.

In einem Falle von diffuser Meningitis erzielte Toch mit zwei intravenösen Injektionen von Staphylokokkenvaccine nach erfolgter Labyrinthoperation Heilung. Schönbauer und Brunner verzeichneten in einem Falle von Meningitis mittels intravenöser Staphylokokkenvaccine-Darreichung einen Erfolg, in einem anderen allerdings nur eine auffallende Protrahierung des Verlaufs mit schließlich doch letalem Ausgang.

Die *Serumtherapie* der eiterigen Meningitis ist nach Fleischmann, wenn das Serum subcutan injiziert wird, wertlos, wohl aber erfolgversprechend, wenn das Serum intravenös und in möglichst großen Dosen gegeben wird. Fleischmann verwendet 100 ccm *Antistreptokokkenserum* (Höchst) zur intravenösen Darreichung und empfiehlt, vor der Seruminjektion eine ausgiebige Lumbalpunktion vorzunehmen, um den Übertritt des Serums in den Liquor durch eine Vermehrung der Liquorausscheidung zu begünstigen; auch verweist er auf die von Lemaire und Debré beobachtete Förderung des Übertritts von Antikörpern in den Liquor durch vorherige Morphiumgaben.

In der Absicht, den meningealen Entzündungsprozeß möglichst intensiv zu beeinflussen, ging man auch daran, *antibakterielle Mittel dem Liquor direkt zuzuführen;* so entwickelte sich die *Liquortherapie* der eiterigen Meningitis, welche in Form der *Liquordurchspülung des Gehirn- und Rückenmarkgebietes* (mit Medikamenten oder ohne solche) und in Form von *Einspritzungen chemisch- oder immunwirksamer Stoffe in das Liquorsystem* versucht wurde.

Das *Durchspülungsverfahren* ist im allgemeinen abgelehnt worden, da es sich als therapeutisch *wertlos* erwies. Fleischmann meint, man solle sich bezüglich der Durchspülung mit dem ursprünglich von Donath empfohlenen Verfahren, vom Lumbalkanal aus kleine Mengen Ringerscher Lösung ein- und ausfließen zu lassen, begnügen.

Die *Liquortherapie* der Meningitis ist je nach der Wirkungsweise der hier zur Verwendung gelangenden Mittel als *Liquor-Chemotherapie* oder als *Liquor-Immuntherapie* zu bezeichnen.

Wie aus den bezüglichen Zusammenstellungen Lincks ersichtlich ist, sind die mittels der *Liquor-Chemotherapie* erzielbaren Heilerfolge nur gering. Die als Desinfizientien gebräuchlichen Medikamente Urotropin (10 proz.), Lysol (1—10 proz.), Hydrargyr. oxycyanat. (0,1—0,2 $^0/_{00}$), Protargol (0,2 proz.), Argochrom (0,2 proz.) usw. haben sich ebensowenig bewährt wie die MORGENROTHschen Chininderivate Optochin, Eucupin, Vuzin, Rivanol. Vereinzelten Erfolgen stehen hauptsächlichst Versager gegenüber.

RUTTIN sah Günstiges mit den von FLECKSEDER zuerst angewendeten intralumbalen *Solganal*injektionen, und zwar empfiehlt er, diese Behandlung mit dem von H. NEUMANN erfolgreich verwendeten *Cylotropin* zu kombinieren.

Die Behandlung soll in der Weise erfolgen, daß jeden zweiten Tag — nachdem vorher ca. 20 ccm Liquor abgelassen wurden — 10 ccm physiologischer Kochsalzlösung mit 0,01 Solganal intralumbal injiziert werden. An den dazwischenliegenden Tagen sollen 5 ccm Cylotropin intravenös verabreicht werden.

RUTTIN erwähnt den überraschend günstigen therapeutischen Erfolg, den er in einem Falle von labyrinthogener Meningitis sah, in welchem das Solganal irrtümlich statt mit physiologischer Kochsalzlösung mit *10%iger hypertonischer* Kochsalzlösung injiziert worden war.

Den Beobachtungen RUTTINs zufolge scheint ein Aufsteigen der Flüssigkeit im Lumbalkanal zu erfolgen, wodurch das Solganal rascher und vielleicht auch intensiver in die Subarachnoidalräume gelangt, ein Umstand, der ermutigen kann, die 10 proz. hypertonische Kochsalzlösung der physiologischen als Lösungsmittel des Solganals vorzuziehen[1].

O. MAUTHNER kombiniert *Cylotropin*, das er intralumbal und intravenös verwendet, mit *Staphylo-* und *Strepto-Yatren*.

In der Voraussetzung, daß die einschlägigen therapeutischen Versuche unter Heranziehung neuer Mittel wohl fortgesetzt werden würden, hält es LINCK für nötig, auf die Wichtigkeit einer genauen und sorgfältigen Beachtung der Blasen- und Darmfunktion bei derlei Erprobungen zu verweisen, da diese Funktionen einen sehr empfindlichen Indicator für etwaige Schädigungen des regionären Parenchyms abzugeben scheinen. Noch größere Vorsicht muß walten gelassen werden, falls für die Liquor-Chemotherapie die obere Rückenmarksregion (via Cisterna magna) als Applikationsstelle ausersehen wird, da sich die Parenchymwirkung in diesem Injektionsgebiet sogar in einer Herz- und Atemlähmung geltend zu machen vermag.

Die *Liquor-Immuntherapie*, d. i. die Einbringung von Immunkörpern in den Liquor, welche sich bei der epidemischen Meningitis sehr gut bewährt, bietet bei der otogenen Meningitis jedoch weit weniger günstige Aussichten quoad sanationem; allem Anschein nach gibt die Liquor-Immuntherapie aber viel geringeren Anlaß, nachteilige Wirkungen befürchten zu lassen, als die Liquor-Chemotherapie.

Für die Liquor-Immuntherapie kommt das *Antistreptokokkenserum* „*Höchst*" in Betracht, welches nach erfolgtem Ablassen einer ent-

---

[1] Die Schmerzhaftigkeit dieser Injektion kann nach RUTTIN durch vorherige Einspritzung von 1 ccm 1proz. Novocainlösung verhütet werden.

sprechenden Liquormenge in der Dosis von 10—25 ccm in den Lumbalsack injiziert wird.

Auch bei der Behandlung der otogenen Meningitis fällt der internen Therapie die nicht zu unterschätzende Aufgabe zu, Mittel beizustellen, welche die — das subjektive Befinden der Kranken oft schwer beeinträchtigenden — Beschwerden und Allgemeinerscheinungen günstig zu beeinflussen geeignet sind. So erfordern die heftigen *Kopfschmerzen* die Anwendung entsprechender therapeutischer Maßnahmen (Eisblase, Eisumschläge, Ableitung auf den Darm, Morphium, Eukodal, Chloralhydrat usw.), ebenso muß das *Fieber* zu bekämpfen getrachtet werden (kalte Packungen oder Waschungen, Antipyretica); auch die *Zirkulation* bedarf der Anregung (heiße Bäder mit Übergießungen, Abklatschungen, Digitalis, bzw. Digitalispräparate, Coffein, Campher, Cardiazol usw.). Ganz besonders muß für sorgfältige Hautpflege, gute Lagerung des Kranken und für die Erhaltung eines möglichst guten Kräfte- und Ernährungszustandes gesorgt werden (Diät, bei Bewußtseinsstörung evtl. Nährklysmen). Schwere Erregungszustände des Kranken können evtl. auch — ebenso wie das Auftreten eines Decubitus — das Unterbringen des Kranken in einem permanenten *Wasserbett* notwendig erscheinen lassen.

Die Behandlung der Diabetiker vor und nach Ohroperationen.

Das Postulat, daß jeder Diabeteskranke in strenger Befolgung des für ihn ärztlich jeweils geeignet befundenen Regimes sich möglichst zuckerfrei zu erhalten trachten solle, wird zum dringenden Gebot, wenn ihn noch eine anderweitige Gesundheitsstörung befällt, so natürlich auch, falls sich dem Grundleiden eine Otitis zugesellt.

Ergibt sich bei einem an Otitis erkrankten Diabetiker die Notwendigkeit eines rasch vorzunehmenden operativen Eingriffs, dann muß jedenfalls alles Mühen zunächst darauf gerichtet sein, ihn *tunlichst schnell zu entzuckern*. Zuweilen führt wohl die *Einhaltung eines Fasttages* (Tee oder schwarzer Kaffee kann dabei in kleinen Portionen des öfteren gegeben werden) binnen kurzem zur Entzuckerung (mehrmals im Tag Harn- und Blutzuckeruntersuchung!). Ist dies aber nicht der Fall, so hat ohne Zögern eine dem Einzelfalle entsprechend dosierte *Insulindarreichung* einzusetzen, bis der Patient zucker- und acetonfrei wird. In Fällen von Acidose (Acetonurie) und bei drohendem Coma diabeticum müssen größere Insulinmengen verabfolgt werden (zumindest 50 Einheiten mehrmals täglich, eventuell unter gleichzeitiger intravenöser oder rectaler Zufuhr von Traubenzucker). Im allgemeinen dürfte es empfehlenswert sein, den an Otitis erkrankten Diabetikern relativ *größere Insulinmengen* zu geben, *weil die Wirksamkeit des Insulins erfahrungsgemäß bei schwer fieberhaften Zuständen häufig verhältnismäßig gering ist.*

Auch nach erfolgter Operation müssen Zuckerkranke bezüglich ihres Blutzuckerverhaltens und ihrer Harnbeschaffenheit unter strenger Kontrolle bleiben. Dem Einzelfall angepaßte diätetische Vorschriften sind genau einzuhalten; ebenso ist gegebenenfalls für eine rationelle Insulinbehandlung entsprechend zu sorgen! Immer soll es bei der postoperativen Betreuung Diabeteskranker als erstrebenswertes Ziel gelten, sie — soweit dies zu erreichen möglich ist — zucker- und acetonfrei zu erhalten.

Oft ist die auffällige Verzögerung der Heilungsvorgänge bei den wegen einer Ohrerkrankung operierten Diabetikern nicht bloß auf das Konto der durch diese Stoffwechselstörung bedingten Herabsetzung der Vitalität, bzw. Widerstandsfähigkeit der Gewebe zu setzen, sondern auch mit den bei diesen Kranken so häufig bestehenden *atheromatösen Veränderungen der Gefäße,* bzw. mit den daraus resultierenden Ernährungsstörungen der Gewebe in Zusammenhang zu bringen. Untersuchungen BERBERICHs zufolge ist aber auch die fast in allen Fällen von Diabetes mellitus vorhandene *Hypercholesterinämie* für die geringe Heilungstendenz nach Ohroperationen mitverantwortlich zu machen. Auch auf diese pathologischen Erscheinungen muß bei der Nachbehandlung ohroperierter Diabetiker Bedacht genommen werden (über die Anwendung von Rhodanpräparaten s. S. 53).

Wie bereits anderenorts, sei auch hier auf den häufig ausgezeichneten Heileffekt der *Proteinkörpertherapie* bei eiterigen Prozessen Diabeteskranker hingewiesen (G. SINGER).

Wenn auch eigentlich nicht in den Rahmen unserer Darlegungen hineingehörig, soll wegen der ihm zukommenden Bedeutung doch auch hier des Umstandes gedacht werden, daß die Allgemeinnarkose, und zwar ebenso die Chloroform- wie die Äthernarkose, der Säureintoxikation der Diabetiker und dem Coma diabeticum sinnfällig Vorschub leistet. Diese Gefahrenmomente lassen sich weder durch die Darreichung großer Mengen von Alkalien (Natrium carbonicum) noch durch Insulininjektionen verhüten, höchstens etwas verringern. LEICHER, welcher die Aufmerksamkeit auf dieses unheilvolle Verhalten der Diabetiker gegenüber der Allgemeinnarkose eindringlich lenkte, rät, *Ohroperationen an Kranken mit mittelschwerem und schwerem Diabetes nur in Lokalanästhesie durchzuführen.*

Die Mittelohrtuberkulose.

Lange Zeit hindurch galt die Behandlung der Mittelohrtuberkulose als eine rein chirurgische Angelegenheit. Erst im letzten Jahrzehnt vermochte sich die Auffassung Geltung zu verschaffen und durchzuringen, daß auch die Tuberkulose des Ohres keine selbständige Erkrankung, sondern nur *eine im Gehörapparat lokalisierte Manifestation einer allgemeinen tuberkulösen Durchseuchung des Körpers* darstelle und von diesem Gesichtspunkt aus behandelt werden müsse. Die unerläßliche Grundlage für die Erfolgsicherung der gegebenenfalls angezeigten — konservativen oder radikalen — Lokaltherapie des Ohres besteht also in der energischen und zielbewußten *Bekämpfung der Tuberkulose als solcher* (CEMACH).

Da die Mittelohrtuberkulose nur selten als Hauptherd im Vordergrund einer tuberkulösen Erkrankung steht, werden auch die Grundprinzipien der Allgemeinbehandlung bloß ausnahmsweise von besonderen Rücksichten auf die Ohraffektion geleitet sein müssen, vielmehr überwiegend durch den jeweiligen Charakter des phthisischen Lungenprozesses, sowie durch die Verfassung bestimmt werden, in welcher sich der Gesamtorganismus befindet. Solches zu ermitteln und die entsprechenden therapeutischen Maßnahmen anzuordnen und systematisch durchzuführen, ist Sache des Internisten, bzw. des Lungenspezialisten, welchem der Otiater[1] gewissermaßen nur als Sachwalter der speziell für das Ohr in Betracht kommeden Interessen zur Seite stehen muß.

Hier auch nur die Grundzüge der modernen Tuberkulosebehandlung zur Sprache zu bringen, hieße unseren Rahmen um Buchbreite überschreiten und Fragen aufrollen, deren Beantwortung dem Internisten vorbehalten bleiben soll und muß. Ihm muß es auch überlassen werden, das Urteil darüber abzugeben, wann und wie besondere hygienisch-diätetische Maßnahmen zu treffen sind, wo die Klimatotherapie in ihre Rechte zu treten hat, in welchen Fällen physikalische Therapeutica, in welchen tuberkulo-spezifische Kuren angezeigt erscheinen, inwieweit einzelfalls die — an Bedeutung immer mehr gewinnende — Lungenchirurgie in Anwendung zu kommen hat, welche Kriterien die Tuberkulose überhaupt zu einer „chirurgischen" Tuberkulose stempeln.

Soweit die *Mittelohrtuberkulose* in den Mittelpunkt solcher therapeutischer Fragen gerückt erscheint, so sei vor allem bemerkt, daß sich da die *unspezifische Reizkörpertherapie* im allgemeinen nicht bewährt hat. Nur dem *Krysolgan* (Natriumsalz einer komplexen Amino-Aurophenol-Carbonsäure mit 50% Goldgehalt) wird bei Anwendung größerer Dosen (0,03—0,05), intravenös injiziert, eine gute Wirkung zuerkannt, die jedoch häufig durch Intoxikationserscheinungen, die dieses Mittel hervorruft, nicht unwesentlich geschmälert wird.

Zur *spezifischen Therapie* der Mittelohrtuberkulose eignet sich vornehmlich das *Tuberkulomucin* von WELEMINSKY, das nach CEMACH bei relativ geringer Giftigkeit eine ausgezeichnete Allgemein- wie Herdwirkung hat. Aber auch seine Anwendung muß dem geschulten Tuberkulosefachmann überlassen bleiben und darf nur innerhalb eines bestimmten Indikationsbereiches erfolgen. Die Anfangsdosis liegt bei 0,004. Man appliziert einmal wöchentlich die gleiche Menge so lange, wie noch eine deutliche Stichreaktion auftritt. Dann erst steigert man die Dosis um 0,001—0,002. Nach 20 Injektionen setzt man etwa 4 bis 6 Wochen lang mit der Verabreichung aus und beginnt dann gleich mit etwas höheren Dosen.

Den größten Wert legt CEMACH auf die *spezifische* und die *physikalische* Therapie; seiner — vielseits bestätigten — Erfahrung nach bietet die in der Behandlung der Knochen- und Gelenktuberkulose bewährte *Freiluft-Sonnenkur* auch ein souveränes Mittel bei der Mittelohrtuberkulose, zumal wenn sie durch entsprechende allgemeine und lokale Maßnahmen zielbewußt unterstützt wird. Das „*Sonnenbad*" hat nach den von ROLLIER für die „chirurgische" Tuberkulose festgesetzten Regeln in Anwendung gebracht zu werden; dabei ist hauptsächlichst darauf zu achten, daß die Gewöhnung an die Bestrahlung langsam und vorsichtig vor sich gehe, um so bedächtiger und zurückhaltender, je schwerer der tuberkulöse Prozeß, insbesondere die Lungenaffektion ist. Die *künstlichen Lichtquellen* (Kohlenbogen-, Quarzlichtlampe u. a.) sind zwar kein vollwertiger Ersatz für die Sonnenstrahlen, doch immerhin ein sehr wertvolles Hilfsmittel der Lichttherapie, das in unseren Breitegraden „sonnenähnliche" Bestrahlungen jederzeit anzuwenden ermöglicht.

Die Erkrankungen des Innenohres.

Eine interne Behandlung, d. h. die Heranziehung therapeutischer Maßnahmen aus dem Anwendungsbereich der inneren Medizin, kommt für *Innenohrerkrankungen* ausschließlich dann in Betracht, wenn sie sich *nicht auf der Grundlage eines eiterigen Prozesses* entwickeln. Nur in jenen Fällen von Innenohrerkrankungen, bei welchen *die Möglichkeit einer Ausbreitung regionärer Entzündungen* — vom Mittelohr oder Endocranium aus — *mit Sicherheit ausgeschlossen werden kann*, ist der internen Therapie ein Betätigungsfeld geboten, und zwar ebenso bei Erkrankungen des *knöchernen Labyrinths* wie des *Hörnerven* (in seinem Zentralapparat, seinem Verlauf und seinem peripheren Endigungsgebiet). Hier erklärt sich die Wirksamkeit einer entsprechenden internen Medikation daraus, daß es sich bei den einschlägigen Ohrerkrankungen entweder um Teilerscheinungen genereller Konstitutionsanomalien, bzw. verschiedener Allgemeinerkrankungen oder um pathologische Vorgänge handelt, welche ihrer Entstehung und ihrem Ablauf nach unter unverkennbarem Einfluß seitens verschiedener innerer Organe oder Organsysteme stehen.

Von der Perspektive auf die Zweckmäßigkeit der Verwendung einer internen Therapie aus sind die hierfür in Betracht kommenden *Innenohrkrankheiten* nach zwei Gruppen zu sondern:

1. Die *konstitutionellen* Erkrankungen des Innenohres und
2. Die *erworbenen* Erkrankungen des Innenohres.

Zu den ersteren gehören jene Innenohrerkrankungen, deren Ursprung in einer *abnormen Erbanlage* angenommen werden darf, die also mit dem Keimplasma übertragen werden.

Als Kriterien für die Entscheidung der Frage, ob es sich gegebenenfalls um eine konstitutionell bedingte Innenohrerkrankung handelt, sind heranzuziehen:

a) der Nachweis der Vererbung,

b) die Ermittlung des familiären Vorkommens (in der direkten und indirekten Aszendenz) und

c) die Erhebung konstitutioneller Anomalien in anderen Organen.

Durch die Feststellung, daß Abweichungen von der Normalkonstitution vorliegen, ist eine Grundlage für die Annahme geboten, es handle sich da um einen Organismus, dem eine abnorme Reaktionsweise und eine erhöhte Morbidität eigen ist.

Konstitutionelle Erkrankungen des Innenohres können entweder schon bei der Geburt des betreffenden Individuums bestehen, also *angeboren* sein, oder erst in seinem *Lebenslauf* — unter der Einwirkung verschiedenartiger, manchmal bloß geringfügig erscheinender, manchmal sich der Erkenntnis gänzlich entziehender Schädlichkeiten — zur Entwicklung gelangen, bzw. in Erscheinung treten.

Von den *erworbenen Erkrankungen des Innenohres* eignen sich jene für eine interne Behandlung, welche durch *Giftstoffe* — mögen sie von außen her in den Körper eindringen oder endogener Natur sein (Toxine der Infektionskrankheiten, Giftstoffe bei Magen- und Darmerkrankungen, endokrine Störungen, Blut- und Stoffwechselkrankheiten) — verursacht sind, bei denen es sich also um eine *Neuritis toxica nervi acustici* bzw. um eine *Neurolabyrinthitis toxica* handelt.

1. Die konstitutionellen Erkrankungen des Innenohres.

Die wichtigsten sind die *Otosklerose* und die *chronisch progressive labyrinthäre Schwerhörigkeit*.

Der Krankheitsprozeß der *Otosklerose* wird von manchen Autoren (vor allem von O. Mayer) als *blastom*artig aufgefaßt (die pathologischen Knochenherde in der Labyrinthkapsel wären danach Fehlbildungen, Hamartome), von anderen Autoren wiederum für *dystrophisch* nach Art der Osteomalacie und Rachitis erachtet (H. Brunner).

Die *labyrinthäre Schwerhörigkeit* wird in die Gruppe der Aufbrauchskrankheiten im Sinne Edingers eingerechnet, bzw. jenen Prozessen zugezählt, bei welchen es infolge einer konstitutionellen Lebensschwäche (Abiotrophie Gowers) zu einer progredienten anatomischen Degeneration des Hörnervensystems kommt. Mitunter erweist sich der Hörapparat in seinen feinst differenzierten Anteilen schon normalen Anforderungen der gewöhnlichen Beanspruchung nicht vollkommen gewachsen, geschweige denn erhöhten Ansprüchen gegenüber.

Die Otosklerose und die labyrinthäre Schwerhörigkeit können auch nebeneinander vorkommen, und zwar sowohl in der Kombination, daß sich beide Erkrankungen an einem und demselben Ohr vorfinden, als auch in der Weise, daß an dem einen Ohr eine Otosklerose, an dem anderen eine labyrinthäre Schwerhörigkeit besteht.

Wir nehmen als ursächliche Grundlage ebenso für die *Otosklerose* wie für die *chronisch progressive labyrinthäre Schwerhörigkeit eine krankhafte, im Keimplasma determinierte Erbanlage* an, welche — *durch verschiedene Schädlichkeiten mobilisiert — in einer früheren oder späteren Lebensepoche zur Manifestation gelangt.*

Die *Krankheitsanlage* an sich ist weder bei der Otosklerose, noch bei der labyrinthären Schwerhörigkeit therapeutisch beeinflußbar. An der eigentlichen Wurzel dieser Erkrankungen den Hebel der Prophylaxe anzusetzen, wäre Aufgabe der *Eugenik,* bzw. der *Rassenhygiene,* deren Möglichkeiten hier aber nicht zur Diskussion gestellt werden sollen. Einigen uns in dieser Hinsicht wesentlich erscheinenden Bemerkungen sei aber doch Raum gegeben: Es ist unzweifelhaft, daß jedes an Otosklerose, an labyrinthärer Schwerhörigkeit oder an konstitutioneller Taubheit leidende Individuum diese krankhaften Anlagen auf seine Nachkommenschaft zu übertragen vermag. Die Kinder sind dann die Träger der krankhaften Erbanlagen, die entweder schon bei ihnen selbst als Krankheit zum Durchbruch gelangen oder von ihnen in latentem Zustand an die Deszendenz weitergegeben werden, um in einer früheren oder späteren Generation schließlich manifest zu werden.

Erscheint es schon vom eugenischen Standpunkt der Allgemeinheit aus wichtig, zu wissen, mit welcher Wahrscheinlichkeit sozial verhängnisvolle Erbanlagen zu Ohrenleiden vererbt werden, so ist es noch viel begreiflicher, daß mit einem konstitutionellen Ohrenleiden behaftete Individuen uns Otiatern — in ihrem Verantwortlichkeitsgefühl für die Nachkommenschaft — die Frage vorlegen, mit welcher Wahrscheinlichkeit ihre Kinder denn zu gewärtigen hätten, ebenfalls Opfer solcher Ohrenerkrankungen zu werden. Für die Beantwortung solcher Fragen lassen sich folgende allgemeine Richtlinien aufstellen:

Sind beide Ehepartner mit einer konstitutionell-degenerativen Erkrankung des Innenohres behaftet, so ist die Wahrscheinlichkeit der Erkrankung der Kinder mit über 50% einzuschätzen. Hier wäre in Anbetracht dessen, daß eine sehr hohe Wahrscheinlichkeit schon für ein gleichartiges Erkranken der Kinder, also bereits der nächsten Generation, spricht, dem Entsagen der Fortpflanzung, dem Verzicht auf Kindersegen, das Wort zu reden.

Sind beide Eltern taubstumm, so ist nicht bloß die Hintanhaltung einer Gravidität zu befürworten, sondern im Fall einer eingetretenen Konzeption auch die Einleitung einer vorzeitigen Schwangerschaftsbeendigung ernstlich in Erwägung zu ziehen, da ja der Nachkommenschaft hier — aller Voraussicht nach — allerschwerste Minderwertigkeit droht.

Sind beide Eltern phänotypisch gesund, aber aus nachweislich belasteter Familie stammend und demnach möglicherweise Träger einer Anlage zur Otosklerose oder zur labyrinthären Schwerhörigkeit, so kann auf Grund statistischer Feststellungen (J. BAUER und C. STEIN) die Möglichkeit des Auftretens einer Otosklerose bei den Kindern mit beiläufig 6% und jene des Auftretens einer Schwerhörigkeit aus verschiedenen Ursachen bei ihnen mit 9—10% bemessen werden.

Ist einer der Eltern mit Otosklerose behaftet, der andere jedoch ohrgesund, so ist die Wahrscheinlichkeit einer Erkrankung der Kinder an Otosklerose mit etwa 25% und jene an Schwerhörigkeit aus verschiedenen Ursachen mit etwa 33% anzunehmen.

Ist einer der Eltern labyrinthär schwerhörig, so ist die Möglichkeit einer Schwerhörigkeit der Kinder (aus verschiedenen Ursachen) mit etwa 20% zu werten.

Die Wahrscheinlichkeit einer Schwerhörigkeitserkrankung der Kinder ist demnach größer, wenn einer der Eltern an Otosklerose krankt.

Vom *eugenischen Standpunkt* aus wäre wohl in allen derartigen Fällen eine Nachkommenschaft zu widerraten. Da aber die biologische Minderwertigkeit eines Individuums keineswegs Hand in Hand mit einer intellektuellen, bzw. kulturell-sozialen Minderwertigkeit gehen muß, da vielmehr — wie wir im täglichen Leben unzählige Male beobachten können — biologischer Hochwert und kulturelle Wertigkeit nicht selten in direktem Gegensatz stehen (vgl. J. BAUER), so darf man sich auch nicht ausschließlich von den Statistiken leiten lassen, sondern wird — wie in allen medizinischen Fragen dieser Art — immer streng individualisierend und kritisch überlegend vorgehen müssen.

Die interne Therapie der Otosklerose und der progressiven labyrinthären Schwerhörigkeit muß sich notgedrungen darauf beschränken, *1. die latente Krankheitsanlage möglichst im Latenzzustand zu erhalten* — indem sie alle Schädlichkeiten fernzuhalten bestrebt sein soll, welche die Entwicklung der Krankheit begünstigen könnten — *und 2. die manifeste Krankheit tunlichst vor einer weiteren Ausbreitung zu bewahren.*

Die Träger der *Otosklerose* und der *chronisch-progressiven labyrinthären Schwerhörigkeit* sind — wie sich ganz eklatant dokumentiert — *konstitutionell degenerativ stigmatisiert* und weisen fast ausnahmslos alle möglichen Besonderheiten einer allgemeinen degenerativen Veranlagung — in Übergängen von den leichtesten Varietäten bis zu schweren funktionellen und organischen Anomalien — auf; doch aus diesen, in der verschiedensten Weise und in den mannigfachsten Kombinationen bei ihnen in Erscheinung tretenden Zeichen einer degenerativen Konstitution läßt sich kein bestimmtes Stigma, keine bestimmte Gruppe von Stigmen, auch kein spezieller Habitus als für die Otosklerose oder für die progressive labyrinthäre Schwerhörigkeit charakteristisch namhaft machen (J. Bauer und C. Stein).

Jenen *äußeren* Faktoren, welchen manche dieser Kranken die Entwicklung ihres Leidens zuzuschreiben pflegen, kommt höchstens ausnahmsweise und auch nur eine gewisse Bedeutung zu. Der Hauptsache nach sind hier im Rahmen der allgemeinen degenerativen Verfassung gelegene *Schädigungen verschiedener Organe und Funktionen* — und zwar solcher, *welche normalerweise über die Integrität des Innenohres zu wachen haben* — verantwortlich zu machen für die Mobilisierung der krankhaften Anlage, bzw. für ein Fortschreiten bereits mobilisierter krankhafter Prozesse im Innenohr.

Voraussetzung für eine rationelle interne Medikation dieser konstitutionell bedingten Erkrankungen des Innenohres ist demzufolge: 1. die genaue Kenntnis und die entsprechende Berücksichtigung aller jener krankhaften Vorgänge innerhalb des Organismus, welche für die Entwicklung der hier in Betracht kommenden Leiden bedeutungsvoll sind, und 2. das Orientiertsein über die Wirkungen und Wirkungsmöglichkeiten der intern anzuwendenden Mittel, von deren zweckmäßigem Gebrauch jeweils ein therapeutischer Erfolg zu erhoffen ist.

Hinsichtlich des ersten Punktes ist folgendes zu beachten: Unter den pathologischen Erscheinungsformen, in denen die degenerative Konstitution der an Otosklerose oder an progressiver labyrinthärer Schwerhörigkeit Leidenden gewissermaßen verankert sein kann, fallen relativ häufig Zeichen der *Neuropathie* auf, der Übererregbarkeit, der reizbaren Schwäche und *abnormen Reaktionsweise der gesamten nervösen Apparate, vor allem aber des vegetativen Systems.*

Überaus oft finden sich da *Zirkulationsanomalien* (vasomotorische Störungen und arteriosklerotische Veränderungen verschiedenen Grades, die sich auch zumeist in einem abnormen Blutdruckverhalten ausdrücken). Fast immer bestehen — zumeist sogar in ausgesprochener Weise — *Anomalien im Bereich der vegetativen Innervation des Herzens und der Blutgefäße.* Erscheinungen *vagotonischer* Natur sind ebensooft vorhanden wie solche *sympathicotonischer* Natur, nicht selten sogar die einen wie die anderen bei einem und demselben Individuum.

In vielen Fällen erweist sich bei Kranken mit konstitutionellen Innenohrerkrankungen, insbesondere bei den Otosklerotikern, das *endokrine System* funktionsgestört.

Vor allem bietet die Manifestation der Otosklerose gerade zur Zeit der *Pubertät*, der *Gravidität* und des *Klimakteriums* (auch des „männlichen" Klimakteriums) einen unverkennbaren Hinweis auf die Zusammenhänge zwischen der *Keimdrüsenfunktion* und der Mobilisierung der krankhaften Vorgänge in der Labyrinthkapsel.

Auch in den Ergebnissen der Untersuchungen über die *Blutbeschaffenheit* und die *Stoffwechselvorgänge* bei der Otosklerose, von denen hier nur die *Verminderung* des *Blutcalciumspiegels* (LEICHER) und des *Cholesteringehaltes* (BERBERICH) erwähnt seien, kommt die Beziehung zwischen Inkretion und Otosklerose zum Ausdruck.

Bei der frühzeitigen labyrinthären Schwerhörigkeit (Presbyakusis) fand BERBERICH den Blutcholesteringehalt erhöht, was im Hinblick darauf besonders bemerkenswert erscheint, daß die Altersschwerhörigkeit oft gerade zu der Zeit sich bemerkbar zu machen beginnt, während welcher mit dem — physiologischen oder operativ herbeigeführten — Erlöschen der Keimdrüsenfunktion der Cholesteringehalt des Blutes ansteigt; so läßt sich auch hier eine Beziehung zwischen der innersekretorischen Funktion und der konstitutionellen Schwerhörigkeit erschließen.

In manchen Fällen von labyrinthärer Schwerhörigkeit wurde auch eine *Störung im Nucleinstoffwechsel*, charakterisiert durch eine *Erhöhung des Blutharnsäurespiegels*, festgestellt (GERMÁN).

Es darf nicht außer acht gelassen werden, daß die Blutdrüsen nicht nur kraft ihrer unmittelbaren hormonalen Wirksamkeit, sondern auch via Beeinflussung des Tonus und der Erregbarkeit des vegetativen Nervensystems sich bezüglich der pathologischen Vorgänge in der Labyrinthkapsel Geltung verschaffen können.

Die bei der *Otosklerose* vielfach in Erscheinung tretenden *Abwegigkeiten der Blutdrüsenfunktion* stellen jedoch *keineswegs etwas für diese konstitutionelle Innenohrerkrankung Spezifisches* dar, woran vom therapeutischen Gesichtspunkt aus festgehalten werden muß. Sie lassen keinen besonderen Typus erkennen, sie treten in wechselnder Kombination und nicht konstant auf. Sie sind nur als *Teilerscheinungen eines degenerativen Status* anzusehen. Immerhin soll aber hier die innersekretorische Regulation, die zwischen dem Blutdrüsensystem und dem Gehörorgan vermittelt und die allgemeinen Stoffwechselverhältnisse des Organismus bestimmt, in jedem Fall sorgfältig in Betracht gezogen werden (J. BAUER und C. STEIN).

Bei der *progressiven labyrinthären Schwerhörigkeit* liegt in der Art der *Blutversorgung des Innenohres durch die Arteria auditiva interna*, eine Endarterie im Sinne COHNHEIMs, die Erklärung dafür, daß vasomotorische (angioneurotische) ebenso wie organische (angiosklerotische) Zirkulationsstörungen als bedeutsame Faktoren für die Weiterentwicklung der atrophischen Vorgänge im Hörnervenapparat in Betracht kommen.

Aus all dem ergibt sich, daß uns nur ein *exakter internistischer und neurologischer Befund in jedem Einzelfalle einer Otosklerose oder labyrinthären Schwerhörigkeit zur Inangriffnahme einer auch bloß einigermaßen aussichtsreichen Behandlungsmethode führen kann.* Eine rationelle interne Therapie auf dem Gebiet der konstitutionellen Erkrankungen des Innenohres ist in Anbetracht der vielgestaltigen Krankheitsbilder, in denen sich hier die abnorme Konstitution kundzugeben vermag, nur dann möglich, wenn eine *exakte klinische Untersuchung einzelfalls den jeweils vorliegenden Gesamtkomplex des Status degenerativus soweit zu analysieren imstande ist, daß der Ausgangspunkt der zur pathologischen Auswirkung im Ohr gelangenden krankhaften Vorgänge aufgedeckt wird.*

Die Otosklerose.

Alle Bemühungen, den otosklerotischen Prozeß als solchen mittels einer Beeinflussung des zur *Stapesankylose* führenden pathologischen Knochenwachstums in der Labyrinthkapsel zur Heilung zu bringen, erwiesen sich bislang als fruchtlos.

Die lokalen Behandlungsmethoden des Otiaters versagen da — insofern sie Heilungsvorgänge anzubahnen streben — vollkommen; in manchen Fällen erreichen sie wohl eine Milderung der bestehenden Beschwerden, doch ohne die ursächlichen Krankheitsvorgänge selbst zu beeinflussen.

Und in den Enttäuschungen, welche die otiatrische Lokalbehandlung in diesen Fällen immer wieder erlebt, ist ja auch die umfangreiche Heranziehung interner Behandlungsmethoden begründet.

Unter jenen Medikamenten, von deren Anwendung eine Wirkung auf die osteopathologischen Vorgänge in der Labyrinthkapsel erhofft wurde, seien die *Jodalkalien* angeführt, welche sich nach POLITZER bei leichteren Fällen von Otosklerose gut bewähren sollen, was aber von mancher Seite bestritten wird.

Von VULPIUS und HAMMERSCHLAG wurden die *Thyreoidea-Extrakte* zur Behandlung der Otosklerose herangezogen, doch ist man von ihrer Anwendung da eigentlich vollkommen wieder abgekommen. Zu Unrecht, wie ich meine, da die *Schilddrüsenpräparate bei richtiger Indikationsstellung und bei zweckentsprechender Anwendungsweise* unter bestimmten Bedingungen, auf welche noch des näheren eingegangen werden soll, hier manchen guten Dienst zu leisten vermögen. Dadurch, daß sie vielfach plan- und indikationslos in jedem Fall einer Otosklerose unter der Voraussetzung, daß sie Heilung bringen werden, verabreicht wurden, mußten sie allgemein in Mißkredit kommen.

Auf Grund der Untersuchungsergebnisse MITWAS und STOELTZNERs, wonach der *Phosphor* die Bildung einer Spongiosa in Röhrenknochen zu verhüten und die Produktion kompakter Knochengewebe zu fördern befähigt sein soll, empfahl SIEBENMANN dieses Medikament zur Behandlung der Otosklerose; er verordnet es in Form der KASSOWITZschen Phosphor-Lebertran-Emulsion (0,01 : 100,0) in der Dosis von 1—2 Teelöffeln täglich.

Wenn der *Phosphor* in der Form des *Oleum jecoris Aselli* refüsiert wird, kann er auch in anderer Weise verabreicht werden, z. B. als

<pre>
Rp. Phosphor.   0,01
    Ol. amygdal.   10,0
    Aqu. dest.   80,0
    Gumm. arab.   10,0
    M. f. Emulsio. D. S. 1—2 Teelöffel
       täglich.
</pre>

oder in Pillenform:

<pre>
Rp. Phosphor.
    Strychnin. nitric. aa   0,02
    Mass. pill. qu. sat., ut f. pill. Nr. XL.
    D. S. zweimal tägl. 1 Pille.
</pre>

Auch in der Form des *Phytins* (ein Ca-Mg-Doppelsalz der Insositphosphorsäure, aus verschiedenen Pflanzensamen gewonnen, mit einem Phosphorgehalt von 22,8%), das als Tabletten, Pulver oder Granulés à 0,25 4mal täglich oder als Phytinum liquidum, 4mal täglich 15 bis 20 Tropfen, verabreicht wird, kann eine Phosphorbehandlung durchgeführt werden.

Der Phosphor ist wohl auch der wirksamste Bestandteil der außerdem aus Cimifugin und Brom bestehenden *Otosklerol-Tabletten*, die anfänglich in der Einzeldosis von 0,3 3mal täglich und dann ansteigend bis zu 3mal täglich je 5 Tabletten gegeben werden.

Empfehlenswert ist weiter das zu 11% Phosphor haltige *Tonophosphan* (Natriumsalz der dimethylamidomethyphenylphosphinigen Säure, in welcher der Phosphor an Kohlenstoff gebunden ist), welches in Ampullen zu 0,01 erhältlich ist und in der Dosierung von 0,005—0,01 subcutan durch 20 Tage täglich, dann bloß jeden 2.—3. Tag bis zur Gesamtzahl von etwa 30 Injektionen verabreicht wird. Auch das *Tonophosphan fortius* in Ampullen à 0,02 wird in der Gesamtzahl von 20—30 Injektionen angewendet.

Erwähnen möchte ich noch auf zwei von den Patienten recht gern genommene, oft sehr befriedigende Resultate zeitigende Phosphorpräparate, die auch als *Roborantia* und *Stimulantia* von Wert erscheinen: *Recresal* (Dinatriumphosphat) und *Tonikum* „*Roche*“ (das Phosphorsäure, Arsen, Strychnin, Cola und Mangan enthält). Das Recresal ist in Tabletten à 1,0 anfänglich 2mal täglich, dann allmählich steigend (jeden 3. Tag eine Tablette mehr) bis zu 4-, bzw. 5mal täglich (nach den Mahlzeiten) zu nehmen. Wohlschmeckend ist das *Recresal-Diamalt* (in Dropsform), von welchem etwa das doppelte Quantum des Recresals verschrieben wird. Vom *Tonikum „Roche"* gibt man dreimal täglich 1—2 Kaffeelöffel zu den Mahlzeiten in Wasser, Tee oder Wein.

Die Erkenntnis der Bedeutung der *Vitamine* für die Behandlung der Rachitis, Osteomalacie und Tetanie ließ den Gedanken aufkommen, die Zufuhr von Vitaminen auch zur Bekämpfung des pathologischen Knochenprozesses sowie zur Beeinflussung der allgemeinen Stoffwechsellage bei der Otosklerose heranzuziehen; hier käme das *Vigantol* in Betracht, welches das antirachitische Vitamin B in Gestalt des durch Ultraviolettbestrahlung aktivierten Ergosterin enthält und entweder als biologisch eingestelltes *Vigantolöl* in der Dosis von 10—20 Tropfen täglich oder als *Vigantoldragées* in der Dosis von 2—4 Stück per Tag genommen werden soll.

Mit dem nochmaligen Hinweis auf die sinnfälligen Beziehungen zwischen der *Keimdrüsenfunktion* und der *Aktivierung konstitutionell bedingter Erkrankungen des Innenohres*, Beziehungen, welche durch das Manifestwerden solcher Anlagen gerade zur Zeit der Pubertät, der Gravidität, des Puerperiums und des Klimakteriums eklatant zur Geltung kommen, sei nun auf die sich daraus ergebenden therapeutischen Konsequenzen des näheren eingegangen.

Schon bei der ersten Belastungsprobe der weiblichen Keimdrüsen, also in der *Pubertät*, kann sich eine gegebenenfalls bestehende Minderwertigkeit dieser innersekretorischen Organe durch die verschiedenartigsten menstruellen Anomalien dokumentieren, und bereits in dieser Phase der sexuellen Entwicklung kann sich auch ein anlagemäßig vorhandenes krankhaftes Verhalten des Innenohres evident geltend machen. So kommt es, daß die Otosklerose bei solchen weiblichen Geschöpfen, die schon zur Zeit der Pubertät an Störungen ihrer menstruellen Funktion leiden, oft sehr frühzeitig auftritt und sich auch in ihrem Verlaufe ungünstiger gestaltet. Darum muß insbesondere dort, wo eine hereditäre Belastung bezüglich des Gehörorgans vorliegt, oder wo gar bereits bestimmte Symptome den Verdacht einer sich entwickelnden Innenohrerkrankung wachrufen, mit größter Wahrscheinlichkeit auf *Menstruationsanomalien* geachtet werden.

Ein *abnorm früher oder auffallend später Menstruationsbeginn* ist als Symptom und Merkmal einer Konstitutionsanomalie zu werten und therapeutisch entsprechend zu berücksichtigen; ebenso jede von Haus aus bestehende Menstruationsstörung überhaupt, deren Behandlung — je nach dem ermittelten gynäkologischen Grundleiden — möglichst frühzeitig in die Wege geleitet werden soll. Relativ häufig begegnet man einer *Hypoplasie des Genitalapparates*; in solchen Fällen ist von einer ausgiebigen *Hormonaltherapie* in der Darreichung erprobt wirksamer *Ovarialpräparate* Günstiges zu erwarten.

In erster Linie ist hier das besonders von J. Novak empfohlene *Progynon* zu nennen, ein von Steinach und seinen Mitarbeitern angegebenes, aus Rinderplacenta gewonnenes Hormonpräparat, das nach Mäuseeinheiten biologisch austitriert ist (eine Mäuseeinheit bedeutet jene Hormonmenge, welche das Bild des Vaginalabstriches einer kastrierten Maus jenem des Brunststadiums gleich zu machen vermag). Eine Dragée Progynon enthält 250 Mäuseeinheiten, ist also ein hochwertiges Präparat. Bei ovarieller Hypofunktion gibt man täglich 1 Dragée, bei Ausfallserscheinungen 2—4 Dragées pro die in Behandlungsserien von etwa 14 Tagen mit Intervallen von 10—14 Tagen zwischen den einzelnen Behandlungsserien. Wo eine Berechnung der cyclischen Phasen noch möglich ist, sollen die Behandlungsserien so eingerichtet werden, daß die Darreichung des Progynon etwa 8—10 Tage vor jenem Termin, welcher dem betreffenden Menstruationscyclus entsprechen würde, ausgesetzt wird.

Billiger als das Progynon ist das von J. Novak gleichfalls empfohlene *Ovosan* „Sanabo"; es kommt in Tabletten zu 0,1, 0,3 und 0,9 (Ovarialsubstanz) in den Handel; man läßt 3—6 Tabletten täglich nehmen.

Das *Ovaradentriferrin* „Knoll" repräsentiert ein Kombinationspräparat von Ovarialsubstanz und Eisen. 1 Tablette enthält 3 Teile Ovaraden und 1 Teil Triferrin; man gibt täglich 2—3 Tabletten.

Auf Grund der experimentell erwiesenen Beobachtung, daß die *Keimdrüsenfunktion durch den Hypophysenvorderlappen gefördert wird*, hält es J. Novak für ratsam, die Ovarial-Substitutionstherapie mit *Hypophysenvorderlappenpräparaten* zu kombinieren. Von diesen seien hier das *Praephyson*, das zu 3 Tabletten à 0,33 täglich oder in Form von Injektionen (2—3mal wöchentlich eine Ampulle à 1,1 ccm) verabreicht wird, und das *Prolan* (Zondek) genannt. Letzteres ist ein nach Ratteneinheiten geeichtes Hypophysenvorderlappenhormon, das in Ampullen zu je 60 Ratteneinheiten in den Handel kommt.

Die Erfahrungstatsache, daß jene an Otosklerose erkrankten Frauen, welche auch an *Dysmenorrhoe* leiden, besonders intensive Ohrbeschwerden (stark zunehmende Ohrgeräusche, schmerzhafte Sensationen) zu haben pflegen, weist eindringlich auf die Notwendigkeit einer sachgemäßen Durchführung der hier jeweils zweckdienlichen gynäkologischen Behandlung hin, zumal da es evident erscheint, daß sich therapeutische Erfolge bezüglich der dysmenorrhoischen Beschwerden auch gleichzeitig in einer günstigen Wirkung hinsichtlich der Beschwerden von seiten des Ohres bemerkbar machen. In manchen Fällen übt schon eine schmerzstillende lokal-gynäkologische Behandlung mit ihrem allgemein sedativen Effekt einen guten Einfluß auf die Ohrbeschwerden, in anderen Fällen zeitigt eine im Bereich des vegetativen Nervensystems eingreifende Therapie da wie dort Gutes.

Ich erwähne diesbezüglich die von J. Novak bei solchen Fällen erfolgreich erprobte Medikation des *Atropins,* das die motorischen Nervenendigungen des sympathischen Nervensystems lähmt; es wird in Form von *Suppositorien* à 0,001 oder von *Pillen* à 0,0005 angewendet. Ferner sei hier die *Uzara,* ein aus der Wurzel einer afrikanischen Asklepiadee gewonnenes Glykosid, genannt, welches den Sympathicus reizt und in Form von Tabletten (zu 0,01) oder als *Liquor Uzara* in Tropfenform (3 mal täglich 15—20 Tropfen) gegeben wird. Atropin und Uzara können evtl. auch miteinander oder mit schmerzlindernden Mitteln (Pyramidon, Veramon, Salipyrin usw.) kombiniert werden.

Die unzweifelhaft ungünstige Wirkung, welche eine *Gravidität* auf die Otosklerose ausübt, verpflichtet den Arzt, Otosklerosekranke auf die ihnen aus der Schwangerschaft erwachsende Gefahr einer Verschlechterung ihres Ohrenleidens aufmerksam zu machen und sie eventuell über konzeptionsverhütende Mittel entsprechend zu belehren.

. In diesem Zusammenhang sei als praktisch bedeutsam folgendes bemerkt:

Ein *Manifestwerden der Otosklerose* scheint am häufigsten (in 10% der Fälle) durch eine zweite Gravidität, seltener (in 5% der Fälle) durch eine erste oder durch eine dritte, bzw. noch weitere Gravidität ausgelöst zu werden. Eine *Verschlechterung einer bereits bestehenden Otosklerose* ist für eine erste Gravidität in 30% anzunehmen, für eine zweite Gravidität in 50%, für eine dritte und für weitere Graviditäten in 80% der Fälle (G. Alexander).

Ein ungünstiger Verlauf der Otosklerose in der Gravidität ist nach C. Stein zu befürchten:

Bei schwerer hereditärer Belastung,

bei gleichzeitig bestehender Innenohrerkrankung,

bei Zeichen hochgradiger Erregbarkeit des vegetativen, vor allem des kardio- und vasovegetativen Nervensystems,

bei endokrinen Funktionsstörungen und

bei Krankheitserscheinungen einer Schwangerschaftstoxikose (Hyperemesis, Hypersalivation, Eklampsie).

Bei bereits bestehender *Gravidität* ist eine ständige und genaue Beobachtung des Zustandes einer an Otosklerose leidenden Frau nicht nur von seiten des Otiaters, sondern auch von seiten des Internisten und des Gynäkologen unbedingt erforderlich. Es darf nie außer acht gelassen werden, daß gerade durch die in der Gravidität vor sich gehenden endokrin bedingten Stoffwechseländerungen die Möglichkeit zur Förderung der pathologischen Umbau- und Wachstumsvorgänge in der Labyrinthkapsel gegeben ist.

Während der Calciumgehalt des Blutserums bei normalen Schwangeren manchmal vermindert, gewöhnlich aber unverändert ist, ist er bei otosklerosekranken Graviden zumeist herabgesetzt und weist im Verlauf der Schwangerschaft größere Schwankungen auf, als dies bei gesunden Graviden der Fall ist.

LEICHER empfiehlt daher, graviden otosklerosekranken Frauen — gleichviel ob ein Calciumdefizit besteht oder nicht — schon zu Beginn der Schwangerschaft *Calcium*, und zwar am besten in der Form des *Afenils* (Ampullen à 10 ccm) intravenös (in der ersten Woche 3 Injektionen, in jeder weiteren Woche bis zur Beendigung der Gravidität je 1 Injektion) zu geben.

Auch in der Geschlechtsepoche des *Klimakteriums* wird durch das Versiegen der Keimdrüsenfunktion der pathologische Knochenprozeß in der Labyrinthkapsel eklatanter oder weniger sinnfällig ungünstig beeinflußt. Neben den Umwälzungen in der ovariellen Tätigkeit spielen da die in der Menopause sich geltend machenden Störungen innerhalb des Kreislaufsystems bei der Verschlechterung der Otosklerose sicher eine Rolle. Zumeist handelt es sich hier um eine Progredienz einer bereits manifesten Otosklerose, doch kommt es auch vor, daß die Otosklerose erst mit dem Einsetzen der Menopause evident wird.

Jedenfalls müssen in allen solchen Fällen die für eine *ovarielle Substitutionstherapie* in Betracht kommenden Präparate rechtzeitig und ausreichend angewendet werden. In erster Linie ist wieder das *Progynon* zu nennen, das bei Ausfallserscheinungen anfänglich in der Dosierung von 3—4 Dragées per Tag — immer eine Woche hindurch — mit Pausen von etwa 6 Tagen, eventuell zwecks Erreichung einer stärkeren Wirkung durch die gelegentliche Einschaltung von Injektionen einer Ampulle dieses Mittels unterstützt, verabreicht wird. Je nach dem einzelfalls sich geltend machenden Erfolg setzt man dann diese Therapie mit größeren oder kleineren Dosen fort.

Ferner kommt hier auch das von E. FRIEDLÄNDER und J. SOMMER erprobte und sich gut bewährende *Polyhormon*, ein Extrakt aus Hypophyse, Schilddrüse und Keimdrüsen (Polyhormon masculinum oder femininum „Sanabo"), in Betracht, von welchem man täglich 3—4 Tabletten — am besten kombiniert mit der Darreichung von je 1 Tablette *Klimasan* pro die — nehmen läßt.

Im Rahmen des Gesamtbildes der otosklerotischen Erkrankung sind auch Funktionsstörungen von seiten der *männlichen Keimdrüsen* mannigfachster Art (Infantilismus, Hypogenitalismus, Eunuchoidismus, sexuelle Neurasthenie usw.) nicht selten anzutreffen. Bei derartigen Insuffizienzerscheinungen wird man die subjektiven und die objektiven Symptome durch Verwendung von Präparaten der männlichen Keimdrüse zu beeinflussen suchen.

Zu diesem Zweck verordne man *Testogan*, eine Kombination von Extrakten der männlichen Keimdrüse, des Pankreas, der Schilddrüse, der Nebenniere, der Hypophyse plus Yohimbin, verbunden mit Nucleinsäure; die Verabreichung erfolgt entweder in Tablettenform, 14 Tage hindurch täglich 2—3 mal je 1 Tablette, dann Aussetzen des Mittels in der Dauer von 8 Tagen, hierauf noch in 2 maliger Wiederholung die gleiche Anwendungsweise oder in Form von — subcutanen oder intramuskulären — Injektionen (12 Tage lang täglich eine Injektion von 1—2 ccm, dann nach 8 tägiger Pause Wiederholung). Auch das *Polyhormon masculinum* (täglich 3 mal je 2—3 Tabletten) erscheint da geeignet.

Unter den Präparaten, denen eine hormonale Wirkung auf die biochemischen Prozesse im Innenohr zugeschrieben wird, sei noch das *Hormosex* (*Neosex* und *Ovosex*) erwähnt, von welchem mehrere Wochen hindurch täglich 3—6 Tabletten genommen werden sollen. Zahlreiche Beobachter sahen von diesen Mitteln befriedigende Resultate, insbesondere in jenen Fällen, in welchen sich die Ohrbeschwerden mit nervösen Beschwerden und Störungen auf der Grundlage einer Dysfunktion der Keimdrüsen vergesellschaftet zeigen.

Ebenso wie eine von der Norm abweichende Funktion der Keimdrüsen bei der Therapie der Otosklerose berücksichtigt werden muß, ist auch im Falle der Eruierung *andersartiger innersekretorischer Störungen* die entsprechende Spezialtherapie zur Behandlung der Otosklerose heranzuziehen.

Bei nachgewiesener Erniedrigung des Blutkalkspiegels, vor allem wenn gleichzeitig die Erscheinungen einer neuromuskulären Übererregbarkeit (Wadenkrämpfe, fasciculäre Muskelzuckungen, ERB sches, CHVOSTECK sches, TROUSSEAU sches Symptom), also einer *Insuffizienz der Glandulae parathyreoideae*, vorhanden sind, tritt die von LEICHER propagierte *Kalkbehandlung* in ihre Rechte. LEICHER empfiehlt da, *Calcium chloratum siccum* in der Dose von 6 g täglich intern zu geben oder *Afenil* intravenös (jeden 2.—3. Tag eine Injektion von 10 ccm) anzuwenden.

BIRKHOLZ hat die Kalkbehandlung in Form von intravenösen *Calcium-bromatum*-Injektionen durchgeführt. Seinen Berichten zufolge wirken die Injektionen, schematisch vorgenommen (zweimal in der Woche eine Injektion von 5 ccm einer 10 proz. Lösung von Calcium bromatum, im ganzen etwa 12 Injektionen), sowohl in subjektiver, wie in objektiver Hinsicht — auch noch in mittelschweren Fällen von Otosklerose — günstig auf den Krankheitsprozeß.

JOHOW injiziert jeden 2. bis 3. Tag intravenös 10 ccm glykonsauren Calciums „*Calcium Sandoz*".

Kinder, welche otosklerotisch erblich belastet erscheinen, sollen auf ihren Blutkalkgehalt untersucht werden, da es sich bei etwaiger Verminderung ihres Blutcalciumspiegels empfiehlt, *prophylaktisch* Kalkpräparate nehmen zu lassen.

Störungen, welche auf eine mangelhafte Funktion der *Glandulae parathyreoideae* schließen lassen, sollen auch *organotherapeutisch* mittels Epithelkörperchenpräparaten zu bekämpfen versucht werden: das *Parathyreoidin „Merck"* kommt in Tablettenform (täglich 2—8 Tabletten à 0,1) zur Anwendung, das *Parathyreoidin „Richter"* in Form von Injektionen (durch 2 Wochen täglich je 1 Ampulle).

Erweisen die klinischen Untersuchungen (Grundumsatzbestimmung!) das Bestehen eines *hypothyreoiden Zustandes,* so müssen Schilddrüsenpräparate als Substitutionstherapie angewendet werden. Unter der großen Zahl wirksamer Präparate dieser Art seien genannt: *Thyreoidea „Merck"* (man gibt zunächst 1 Tablette zu 0,1 pro die, steigt dann bei erwiesener guter Verträglichkeit auf 2 und schließlich auf 3 Tabletten zu 0,1 pro die), *Thyreoid-Dispert „Krause-Medico, München"* (Tabletten à 5 und à 10 Einheiten; man beginnt mit 25 Einheiten pro die und reduziert diese Dose durch 4 Tage um täglich 5 Einheiten, hierauf schaltet man eine Pause ein), *Thyreosan (Sanabo),* das in 3 Stärken zu 0,1, 0,3 und 0,5 zur Anwendung gelangt und *Thyraden „Knoll"* (Tabletten zu 0,15, anfangs ein- bis dreimal täglich 1 Stück, allmählich bis zum Doppelten ansteigend).

Unerläßlich ist es, bei der Verabreichung von Schilddrüsentabletten genauestens auf Zeichen einer sich gegebenenfalls einstellenden Überdosierung zu achten, da die Thyreoideaverträglichkeit in hohem Maße von individuellen Momenten abhängig ist. Wenn sich auch nur geringe Erscheinungen bemerkbar machen, welche auf eine Thyreoidvergiftung hinweisen (Tachykardie, Herzklopfen, Kopfschmerz, Erregbarkeit, Tremores, Schwächegefühl, Sodbrennen, Erbrechen, Durchfall, Schweißausbruch, Glykosurie), muß die Schilddrüsenverabreichung sofort sistiert werden.

Häufiger als eine Unterfunktion der Schilddrüse ist im Rahmen des otosklerotischen Gesamtbildes ein *Hyperthyreoidismus* erkennbar.

In solchen Fällen ist wohl in erster Linie für ein möglichstes Ruhehalten des Patienten (in psychischer und physischer Beziehung) Vorsorge zu treffen, dann auch für eine leicht verträgliche Kost mit Bevorzugung von Kohlehydraten.

Von Medikamenten wird vor allem das *Arsen* in Betracht kommen, das in Form systematischer Kuren anzuwenden ist (man beginne mit kleinen Dosen!). Diese Therapie erscheint vielversprechend, zumal durch Untersuchungen von LIEBESNY und A. VOGL erwiesen wurde, daß sich bei Basedowkranken unter der Arsenbehandlung gleichzeitig mit der Besserung des Gesamtzustandes auch die Grundumsatzsteigerung mindert.

Wenn auch die Meinungen über die Wirksamkeit des *Antithyreoidin „Moebius"* recht geteilt sind, soll hier immerhin wenigstens ein Versuch diesem Mittel, das ein Serum von thyreoidektomierten Hammeln ist, unternommen werden. Man gibt es entweder in flüssiger Form (3mal täglich 10 Tropfen, jeden 2. Tag um 5 Tropfen mehr, bis zu 30 Tropfen pro dosi; sodann in der gleichen Weise Restringierung der Dosierung) oder in Form von Tabletten (beginnend mit 3 mal täglich je 1 Tablette zu 0,05, jeden 2. Tag um eine Tablette mehr bis zu 5 mal täglich je 2 Tabletten; dann in demselben Tempo und Ausmaß wieder zurück auf 3 mal täglich je 1 Tablette). Neuerdings kommt das Antithyreoidin „Moebius" auch in Tabletten stärkerer Dosierung (zu 0,5) in den Handel; man gibt davon täglich 2—4 Tabletten über längere Zeit hin, evtl. mit Einschaltung kürzerer oder längerer Intervalle.

Funktionelle Ausfallserscheinungen von seiten des Vorder- oder Hinterlappens der *Hypophyse* wird man mittels Anwendung der entsprechenden Drüsenextrakte wettzumachen trachten.

Unter den Präparaten des Vorderlappens erwähnte ich bereits das *Präphyson* und das *Prolan* s. S. 36.

Von den Hinterlappenextrakten seien hier angeführt: das *Hypophysin* „*Höchst*", das in Ampullen zu 0,5 und 1,0 ccm (1 ccm entspricht 12 Voegtlin-Einheiten) erhältlich ist und intravenös verabreicht wird, das *Pituglandol* „*Roche*", das in Ampullen zu 1,1 ccm (1 ccm entspricht 3 Voegtlin-Einheiten) erhältlich ist und subcutan, intramuskulär oder intravenös (in der Dose von $^{1}/_{2}$—1 Ampulle) gegeben werden kann und das *Pituitrin* „*Dr. Heisler*", welches in Ampullen zu 1 ccm (1 ccm entspricht 6 Voegtlin-Einheiten) erhältlich ist und in der Dose von 1 ccm subcutan, intramuskulär oder intravenös angewendet wird.

Das Bestehen einer *Pankreasinsuffizienz* bei der Otosklerose erfordert die Anwendung von Pankreaspräparaten. Solche sind: das *Pankreasdispert* (Gesamtfermentpräparat), das in Tabletten à 3,5 Lipase-Einheiten in der Tagesdose von 3—6 Tabletten genommen wird und das *Pankreon* (aus Pankreatin gewonnen), das man in Tabletten à 0,25 in der Tagesdose von 3—6 Tabletten während der Mahlzeiten nehmen läßt. Auch der *Insulintherapie* kann in derartigen Fällen eine bedeutungsvolle Aufgabe zukommen.

Eine weitere Möglichkeit, die Mobilisierung, bzw. das Umsichgreifen des otosklerotischen Prozesses hintanzuhalten oder wenigstens einzudämmen, ist in der *therapeutischen Beeinflussung der Übererregbarkeit der nervösen Apparate* gegeben.

Von der Perspektive aus, der zufolge sich das gesamte Symptomenbild Otosklerosekranker als eine *konstitutionelle Störung innerhalb des vegetativen Nervensystems mit seinem ganzen Auswirkungsbereich* darstellt, erscheint es selbstverständliches Gebot, sich zunächst genauest über die jeweils auffindbaren *klinischen Zeichen vegetativer Anomalien, über ihre Art und ihre Einflußsphäre* zu informieren, bevor an eine medikamentöse Behandlung der Ohrerkranknug und ihrer Krankheitserscheinungen herangeschritten wird. Nur auf solchem Wege und unter der subtilsten Beobachtung der Wirkung der hier in Betracht kommenden pharmakodynamischen Mittel läßt sich eine dem Einzelfall angemessene Indikation und entsprechende Medikation herauskrystallisieren, um bei der Otosklerose Ersprießliches zu leisten.

In Anbetracht des durch neuere Untersuchungen festgelegten umfassenderen Begriffes der „vegetativen Stigmatisation" (v. BERGMANN), — wonach nicht bloß diejenigen, welche nur hinsichtlich ihrer sympathischen oder nur hinsichtlich ihrer parasympathischen Regulationen Abweichungen von der Norm aufweisen, sondern überhaupt alle, welche irgendwelche Änderungen der vegetativen Gleichgewichtslage erkennen lassen, als „vegetativ stigmatisiert" anzusehen sind —, weiter in Würdigung dessen, daß die Ergebnisse der pharmakologischen Teste, welche die Funktionsstörungen innerhalb des vegetativen Systems zu analysieren bestimmt sind, infolge ihrer Doppelwirkungen nur mit größter Vorsicht aufgenommen werden dürfen (EUGEN BARÁTH), sind der Schwierigkeiten genug zu überwinden, ehe der jeweils richtige therapeutische Weg gefunden werden kann.

Ich verweise diesbezüglich vor allem auf die Versuche KOBRAKs, die Symptome der angioneurotischen Oktavuskrise durch Beobachtung der Labyrinthreaktionsphänomene unter der Einwirkung vegetativer Pharmaca zu analysieren und die so gewonnenen Resultate therapeutisch zu verwerten.

KOBRAK empfiehlt, die Ohrsymptome der angioneurotischen Oktavuskrise unter Berücksichtigung der ZONDEKschen Befunde, denen zufolge die Anreicherung mit Natrium und Kalium einem Überwiegen der Vaguseinwirkung und eine Anreicherung mit Calcium einem Überwiegen des Sympathicuseinflusses entspricht, bei vorherrschenden *Vagussymptomen* mittels Zufuhr von *Calcium* und Einschränkung der Kalium- und Natriumzufuhr und gegensätzlich bei vorherrschenden *Sympathicussymptomen* mittels Darreichung von *Kalium* und *Natrium* und Einschränkung der Calciumzufuhr zu behandeln.

Reagiert ein Otosklerosekranker bei der pharmakologischen Funktionsprüfung auf eines der vegetativen Pharmaca mit typischen Allgemein- oder mit labyrinthären Erscheinungen, so sind die jeweils antagonistisch wirkenden Mittel zur Behandlung heranzuziehen; es wird also beispielsweise bei vorhandenen Zeichen einer Pilocarpinüberempfindlichkeit Atropin anzuwenden sein und vice versa.

Zur Herabsetzung vagotonischer Erscheinungen empfiehlt sich die Anwendung des *Atropin* in Form von Pillen, z. B.

Rp. Atropin. sulf.   0,01
Mass. pill. qu. s., ut f. pill. Nr. XX.
D. S. 2—3 mal täglich 1 Pille
(à 0,0005 Atropin).

oder von *Belladonna*, z. B.

Rp. Extr. Belladonn. 0,30
Extr. et Tct. Valerian. $\overline{aa}$ 2,0
Mass. pill. qu. sat., ut f. pill. Nr. XXX.
D. S. 3mal täglich 1 Pille.

Die Bekämpfung vagotonischer Erscheinungen kann auch durch eine Erhöhung des verminderten Sympathicustonus angestrebt werden, z. B. durch die perorale Darreichung des adrenalinähnlichen *Ephedrin* (täglich 3 Tabletten zu 0,05) oder des *Ephetonin* „*Merck*" (synthetisches Ephedrin), das in Perlen à 0,01 (3mal täglich 1 Perle) erhältlich ist.

Nach Meinung KOBRAKs ist bei einer Labilität des vegetativen Nervensystems weniger die Wahl des Pharmakons, als seine Dosis von Bedeutung. Mittels kleinster Reizdosen (z. B. 1 mg Pilocarpin pro die in Pillenform) könnte evtl. ein *Training des vegetativen Nervensystems* erzielt werden.

In Anbetracht der engen Beziehungen zwischen den nervösen Erregungen und dem Blutgefäßsystem einerseits und der hormonalen Einflüsse auf das ganze neuro-vasomotorische System andererseits erscheint es begreiflich, daß sich Störungen innerhalb des hier in Betracht kommenden Reflexmechanismus auch in den *Zirkulationsverhältnissen des Innenohres* mehr oder weniger auszuwirken imstande sind.

Wenn der otosklerotische Prozeß durch das Obwalten zirkulatorischer Störungen im Innenohr unmittelbar auch weit weniger beeinflußt wird als der labyrinthäre (degenerativ-atrophische) Prozeß im Hörnervenapparat, so lehrt uns Erfahrung doch, daß *Störungen der intrakraniellen Zirkulation die Intensität des subjektiven Symptomenbildes der Otosklerose in ganz bedeutendem Ausmaß bestimmen können*. Da es sich hier vor allem um die therapeutische Aufgabe handelt, die — oft so ungemein lästigen, heftigen und auch andauernden — Symptome: *Ohrensausen* und *Schwindel*, welche das Gesamtbefinden, die Berufstätigkeit und auch die Lebensfreude der Betroffenen in schwerster Weise zu alterieren vermögen, wenigstens zu mildern, so erhellt daraus schon die Notwendigkeit, sich eingehend mit diesen Verhältnissen zu befassen.

In erster Linie müssen uns hier die *vasomotorischen Funktionen* interessieren, welche gegebenenfalls entweder direkt durch entsprechende Medikamente zu regulieren sind oder auf dem Wege psycho-physischer Bahnen in einen Zustand versetzt werden sollen, der eine gleichmäßige Durchblutung der endokraniellen Gefäßgebiete, bzw. der Gefäße des Innenohres möglich macht.

Ich erinnere an die Mitteilungen von JAENSCH, denen zufolge bei Neurotikern eine Entwicklungshemmung des Capillarsystems gefunden wird, welche die arterielle Blutversorgung der Gewebe behindert und den Kreislauf übermäßig belastet. Aus diesen Befunden deduziert

Dattner somatische Entstehungsbedingungen für neurotische Krankheitsbilder, wie z. B. der Angstgefühle, welche er auf Störungen der inneren Atmung infolge von Sauerstoffmangel zurückführt.

Nach Januschke befindet sich das Protoplasma des Nervensystems, bzw. bestimmter Abschnitte des Nervensystems bei Neurosen — mögen sie angeboren oder erworben sein — in einem abnormen physikalischchemischen Zustand, der anatomisch-mikroskopisch zwar kaum wahrnehmbar gering, immerhin aber ausreichend genug ist, um daraus die krankhaften Veränderungen der Funktion zu erklären.

Kleine Jod-, bzw. Schilddrüsenmengen wirken nach Dattner fördernd auf die Weiterbildung unvollständig entwickelter Capillaren, also auf eine allmählich zustande kommende morphologische Verbreiterung des Strombettes ein.

Bei gleichzeitig bestehender Übererregbarkeit der vegetativen Zentren und vorhandenen Entwicklungshemmungen der Capillaren wäre sonach die von Dattner vorgeschlagene *Jod-Thyreoidin-Behandlung* vorzunehmen. Sie kann nach dem von Wagner-Jauregg zur Bekämpfung des Kropfes empfohlenen Modus durchgeführt werden, indem man 0,4 mg Natrium jodatum, d. s. 4 Tropfen einer 0,2 proz. Lösung, mit 1 Tablette *Thyreosan* „Sanabo" à 0,3 gibt, oder mittels Verabreichung von 1—2 Tabletten „*Thyreoidea konstant Chewesto*", welche das Jod an die Thyreoidea gebunden enthält.

Da dem Jod auch eine narkotische, beruhigende Wirkungskomponente eigen ist, abgesehen davon, daß es die Funktions- und Reaktionsbereitschaft verschiedener Nervenzentren und Organe steigert, empfiehlt sich seine zeitweise Anwendung bei Otosklerosekranken mit ausgesprochenen vasomotorischen Störungen in Form des *Rhinostop*, eines Jodpräparates mit geringem Gehalt an freiem nascierendem Jod, welches subcutan appliziert wird (jeden 2.—4. Tag eine Injektion 1 Ampulle zu 1,0). Laut Mitteilungen von Sugar und Sternberg genügen insgesamt 3—4 Einspritzungen, um hier eine Milderung der Ohrgeräusche und anderer subjektiver Ohrbeschwerden (Druck- oder Schmerzgefühl) herbeizuführen.

Es bedarf wohl nicht erst besonderer Betonung, daß eine medikamentöse Therapie, welche der Regulierung der Kreislaufverhältnisse dient, die genaue Untersuchung des Herzens und der Blutgefäße sowie überhaupt des ganzen Kreislaufverhaltens voraussetzt und ebenso die Kenntnis der pharmakologischen Wirkung der anzuwendenden Mittel erfordert. Jede Schematisierung ist da unbedingt zu verwerfen, denn sie kann gar leicht — wenn nicht gerade zufallsweise das richtige Vorgehen erraten wird — zu argen Mißerfolgen führen.

In vielen Fällen sieht man von *Coffein, Strophantus, Cardiazol, Coramin* usw. bei Otosklerotikern bessere Erfolge bezüglich ihrer Ohr-

beschwerden als von sedativen Medikamenten. Diese günstigeren Effekte
erklären sich wohl aus der Gefäßverengerung im Splanchnicusgebiet und
der gleichzeitigen Gefäßerweiterung im Cerebrum.

So kann man z. B. ein paar Tage lang *Coffein* in folgender Form geben:

<pre>
Rp. Coffein. natr. benzoic.   3,0
    Aqu. dest.   160,0
    Syrup. simpl.   20,0
    M. D. S. 2mal täglich 1 Eßlöffel voll
    zu nehmen.
</pre>

Wenn das Coffein Herzklopfen verursacht, ist seine Anwendung zu
sistieren.

Strophanthus gibt man am besten in Form von *Tct. Strophanthi* mit
Tct. valeriana (Tct. Strophant. 5,0, Tct. valerian. 15,0) und läßt 2 bis
3 Wochen lang täglich 3mal 15—20 Tropfen nehmen.

Cardiazol ist in Tablettenform (à 0,1) und in 10proz. Lösung erhältlich; es werden entweder 3mal täglich je 1 Tablette oder 3mal täglich
je 20 Tropfen genommen.

Das *Coramin* verabreicht man in Tropfenform (3mal täglich je 10 bis
20 Tropfen in Fruchtsaft); es darf nicht direkt vor einer Mahlzeit genommen werden!

Auch *Strychnin* wirkt manchmal als Kardio- und Vasotonikum
günstig auf das Ohr ein. Vorteilhaft erweist sich seine Anwendung als
Syrupus colae compositus „Hell", d. i. eine Komposition von Strychnin
mit Chinin. ferro-citric., Extract. Colae fluid. und Natr. glycerino-
phosphor.; man läßt davon 1—3mal täglich 1 Kaffeelöffel voll (1 Kaffeelöffel enthält 1,5 mg Strychnin) nach den Mahlzeiten nehmen. —

Auch das nebst Phosphorsäure, Arsen, Cola und Mangan *Strychnin*
enthaltende *Tonikum „Roche"* (dreimal täglich 1—2 Kaffeelöffel zu den
Mahlzeiten in Wasser, Tee oder Wein zu nehmen) sei hier noch einmal
genannt.

Über etwaige Kontraindikationen der Strychnindarreichung s. S. 49!

Bei *vasomotorischen Störungen*, wie sie im Verlaufe der *Klimax* oder
nach Kastration auftreten, bewährt sich das schon mehrfach erwähnte
Progynon ausgezeichnet (NOVAK und LAST). Auch das *Polyhormon*
(masculinum oder femininum) möge in solchen Fällen angesichts der
guten Erfahrungen von FRIEDLÄNDER und SOMMER versucht werden.

Beschwerden, die bei klimakterischen Frauen, welche an Otosklerose
leiden, auf eine *Hypertonie* zu beziehen sind, wird man durch die Anwendung blutdruckherabsetzender, gefäßerweiternder Mittel zu beeinflussen trachten; hier spielen die verschiedenen *Theobrominpräparate*
eine ganz besonders große Rolle.

Von derlei, auch in der Ohrenheilkunde vielfach wohlerprobten Medikamenten seien hier angeführt:

Das *Klimasan* (HALBAN), das aus Theobromin. calc.-lactic. 0,5 und Nitroglycerin 0,0002 besteht. Dosierung: 3—4 Tabletten täglich.

Das *Klimakterin*, das aus 0,15 Calcium-Diuretin, 0,03 Ovaraden, 0,006 Thyraden und 0,15 Bromural besteht. Dosierung: anfänglich 3, später 6 Bohnen pro die.

Das *Prokliman*, das aus Ovarialhormon 0,02, Peristaltin 0,015, Nitroglycerin 0,0002, Pyramidon 0,1, Coffein. natrio-salicyl. 0,05 besteht. Dosierung: 2—6 Tabletten im Tag.

DYONIZY HELLIN empfiehlt zur Behandlung der Otosklerose das *Strontium bromatum* in Form intravenöser Injektionen einer 10—20 proz. Lösung oder in Form der aus Strontium bromatum, Diuretin und Natr. salicyl. bestehenden *Antisklerosalpastillen „Klave"*.

Die chronisch progressive labyrinthäre Schwerhörigkeit.

Diese Erkrankung ist anatomisch durch eine fortschreitende — auf einer konstitutionell bedingten minderen Widerstandsfähigkeit beruhende — Atrophie des peripheren Neurons des Nervus acusticus charakterisiert.

Unter günstigen Umständen tritt diese Erkrankung erst im hohen Alter auf. In Fällen jedoch, bei welchen sich das Gehörorgan infolge seiner konstitutionellen Minderwertigkeit schon einer normalen Inanspruchnahme nicht gewachsen zeigt, kann die Hörnervenatrophie bereits in jugendlichem Alter beginnen. Außer der konstitutionellen Beschaffenheit des Innenohres hat auch der Grad der allgemeinen akustischen Beanspruchung des Ohres einen mitbestimmenden Einfluß auf den jeweils früher oder später eintretenden Zeitpunkt des Erkrankungsbeginnes. Da z. B. schon ein häufigeres und langdauerndes Telephonieren, der Aufenthalt in stark lärmendem Milieu (wie es in manchen Fabrikbetrieben) ist, aber auch der Beruf des Schützen, des Jägers, des Soldaten (Artillerie), des Piloten für ein minderwertiges Gehörorgan mehr oder minder bedeutungsvolle Schädlichkeiten beinhalten kann, so müssen bei einer bestehenden Krankheitsanlage zur labyrinthären Schwerhörigkeit entsprechende *prophylaktische Maßnahmen* getroffen werden.

Eine solche rationelle *Prophylaxe* bestünde darin, bereits bei jenen Kindern, welche Familien zugehörig sind, in welchen Ohrerkrankungen vorkommen, nach dem etwaigen Auftreten von subjektiven Hörstörungen zu fahnden und von Zeit zu Zeit Hörprüfungen vorzunehmen. Das Resultat dieser Untersuchungen wäre gegebenenfalls praktisch in der Richtung zu verwerten, daß bei der Auffindung auch nur der geringsten diesbezüglichen Störungen — so wie dies beispielsweise beim Nachweis einer alimentären Glykosurie geschieht — alle hier in Betracht kommenden *Schädlichkeiten tunlichst ferngehalten* werden. Es müßte insbesondere bei der *Berufswahl* auf derlei Möglichkeiten Bedacht genommen werden.

Bei der otologisch bereits nachweisbaren labyrinthären Schwerhörigkeit ist zu solchen therapeutischen Maßnahmen zu greifen, welche dem atrophierenden Prozeß im Nerv und in seinen Endorganen Einhalt zu gebieten geeignet erscheinen, bzw. den endogenen Faktoren, die erfahrungsgemäß der Atrophie des Hörnerv-Apparates Vorschub zu leisten vermögen, entgegenzuwirken imstande sind.

Dieser Aufgabe wird die interne Behandlung vor allem durch die Gewährleistung einer *regelmäßigen und gleichmäßigen Durchblutung des Innenohres* gerecht.

Die Art der Blutversorgung des Innenohres durch die kleinkalibrige, auf einer langen Strecke astlos verlaufende Arteria auditiva interna bringt es mit sich, daß spastisch oder auf Grund einer Gefäßwandverdickung zustande kommende Verengerungen der Blutstrombahn sehr leicht die Ernährung und damit die Integrität der labyrinthären Nervenendigungen vorübergehend oder dauernd zu beeinträchtigen vermögen.

Im höchsten Grade beachtlich erscheint es, daß die Träger der chronisch progressiven labyrinthären Schwerhörigkeit unter den vielfachen Zeichen ihres Status degenerativus ganz besonders oft auch *Symptome einer konstitutionellen Minderwertigkeit des Gefäßsystems* aufweisen.

Die Tatsache, daß hier ein konstitutionell anomales Funktionsgebiet durch ein anderweitiges konstitutionell abnormes System ungünstig beeinflußt werden kann, stellt ein pathogenetisch außerordentlich bedeutsames, für die therapeutischen Richtlinien ungemein berücksichtigungswertes Moment dar.

Wir müssen uns da vor allem vor Augen halten, daß vasomotorische Zirkulationsstörungen das Hörnervgebiet ebenso zu schädigen vermögen wie atherosklerotische Gefäßprozesse, zumal wenn die Blutversorgung an sich noch durch etwa bestehende Funktionsstörungen seitens des Herzens selbst notleidend ist.

Wenn nun die Abnützung der nervösen Elemente des Innenohres beim Bestehen einer konstitutionellen Minderwertigkeit des Gehörorgans schon unter dem Einfluß der unvermeidlichen, sozusagen „im alltäglichen Geschehen" sich einstellenden Schädlichkeiten intensiver und schneller erfolgt als bei einem normal konstituierten Gehörorgan, so wird sie sich begreiflicherweise wesentlich beschleunigter vollziehen, wenn außerdem noch die Durchblutung des Innenohrs beeinträchtigt ist.

Liegen der unzureichenden Blutversorgung des Innenohres *Angiospasmen* zugrunde, so muß getrachtet werden, diese zu beheben; das kann aber nur gelingen, wenn unter genauer Berücksichtigung des jeweiligen Zustandes der Gesamtzirkulation allgemein optimale Kreislaufbedingungen zu schaffen getrachtet werden, die eine angemessene Blutströmung in den intrakraniellen Gefäßgebieten und implicite eine entsprechende Durchblutung des Gehörorgans garantieren.

Welche Bedeutung den blutzirkulatorischen Verhältnissen im Innenohr beizumessen ist und auch beigemessen wird, erhellt deutlich aus dem bemerkenswerten Umstand, daß sich in der großen Liste der gegen die Schwerhörigkeit und gegen das Ohrensausen empfohlenen Medikamente fast durchweg *Herz- und Gefäßmittel* angegeben finden.

Wenn die therapeutischen Erfolge bei den Innenohrerkrankungen trotz alledem oft nur recht gering sind, so liegt das größtenteils daran, daß die Arzneibehandlung ihrer Aufgabe, die Blutdurchströmung des Innenohres entsprechend zu regulieren, eben nicht immer gerecht zu werden vermag.

Die krankhaften Vorgänge im Hörnervengebiet können durch solche Medikamente aufgehalten werden, welche den Gefäßtonus zu beeinflussen, bzw. die endokranielle Zirkulation günstiger zu gestalten imstande sind.

Hierher gehört z. B. das *Strychnin*, dessen Wirkung auf das konstriktorische Vasomotorenzentrum Hand in Hand mit einer Aufhebung aller bestehenden Hemmungen in den receptorischen und motorischen Neuronen des Reflexapparates (Meyer-Gottlieb) geht, der dadurch in einen Zustand einer hochgradigen Übererregbarkeit gerät. Der Effekt des Strychnins gibt sich in einer Gefäßverengerung innerhalb des Splanchnicusgebietes kund, während die Blutgefäße in der Haut und im Gehirn erweitert werden.

Wenckebach verwendet das Strychnin als Vasotonikum (und auch als Kardiotonikum) bei störenden Extrasystolen mit Erfolg. Es bewährt sich dementsprechend bei der Bekämpfung von Ohrbeschwerden, welche im Bilde kardio-vasculärer Neurosen auftreten. Man kann es hier, der Empfehlung Fleckseders folgend, in der Kombination mit Cola als *Syrupus colae compositus* „Hell" in der Dose von 1—3 Kaffeelöffeln pro die oder in Form von *Tonikum* „*Roche*" (3 mal täglich 1—2 Kaffeelöffel) mehrere Wochen hindurch geben.

Von J. Beck wurde das Strychnin bei Hörnerv-Erkrankungen als *Strychninum nitricum* in Pillenform (à 0,001) anzuwenden empfohlen. Beck gibt zunächst 1—2 mg pro die, dann jeden folgenden Tag um 1 mg mehr bis zur Dose von 6 mg per Tag und vermindert hierauf diese Dosis von Tag zu Tag um 1 mg bis zur Anfangsdosis.

Rp. Strychnin. nitric.   0,10
Pulv. et Extract. Liquir. qu. s.,
ut f. pill. Nr. 100.

Unter Berufung auf die Beobachtungen A. Gehrkes, wonach die Anwendung des Strychnins in einer Kombination mit Nervensubstanz bei der Tabes dorsalis und bei Neuritiden die Annahme der Möglichkeit einer Regeneration zentraler Nervenzellen — vorausgesetzt, daß sie nicht schon völlig untergegangen oder durch Narbengewebe ersetzt sind — zuläßt, erscheint die Verwendung von *Strychnin mit Promonta*, einem Organpräparat aus dem Zentralnervensystem und aus den Keimdrüsen, auch polyvalente Vaccine, Vitamine, Kalk, Eisen, Lipoid-Eiweißkomplexe und leicht assimilierbare Kohlehydrate enthaltend, für unsere Zwecke vorteilhaft.

Eine Kombination von Strychnin (à 0,001) mit Promonta wird unter dem Namen *Neurosmon „stark"* von den Hamburger Promonta-Werken in Würfelform zu 4 g in den Handel gebracht. Das *Neurosmon „schwach"* enthält kein Strychnin.

Die Verabreichung geschieht in der Weise, daß zuerst 3 Tage lang je 2 Würfel Neurosmon „stark" gegeben werden, dann von 3 zu 3 Tagen immer je ein Würfel pro die zugelegt wird, bis die Tagesdose 6 Würfel beträgt; hierauf werden durch 20 Tage täglich 6 Würfel Neurosmon „schwach" gegeben. Dieser „Kur" schließt sich eine zweite, der ersten vollkommen konforme, an.

Als Kontraindikationen für die Strychninbehandlung gelten: Kreislaufdekompensation und Nierenerkrankungen. Auch Hochdruckerscheinungen lassen es rätlich erscheinen, von der Anwendung dieses Mittels Abstand zu nehmen. FLECKSEDER warnt vor der Strychninanwendung auch bei bestehender Neigung zu Pylorospasmen, z. B. bei einem Ulcus, da damit leicht ein Krampfanfall ausgelöst zu werden vermag.

GEHRKE macht darauf aufmerksam, daß das Auftreten einer Oligurie, eines arteriellen Hochdrucks, einer Verlangsamung der Herzfunktion, einer Cyanose oder von Beklemmungs-Angstgefühlen das prompte Aussetzen des Neurosmon und die Darreichung von Morphium verlangen.

Als gefäßerweiternde Mittel par excellence kommen die *Nitrite*, das *Papaverin* und auch die verschiedenen *Theobrominpräparate* hier in Betracht.

Die Wirkung der *Nitrite*, welche aus einer auf Grund einer Reizung des Vasomotorenzentrums zustande kommende Erweiterung der Hirn-, Darm- und Herzkranzgefäße resultiert, macht sich bezüglich der hier in Betracht zu ziehenden Ohrerkrankungen nach KEREKES am günstigsten in dem *Natrium nitrosum* geltend. Allerdings wird da nur dann ein zufriedenstellendes therapeutisches Ergebnis erwartet werden dürfen, wenn die lokalen Veränderungen der Gefäßwände noch eine Auswirkung auf den Gefäßtonus ermöglichen, was bei einer vorgeschrittenen Gefäßatheromatose nicht mehr der Fall ist.

KEREKES gibt das *Natrium nitrosum* in Form von subcutanen Injektionen, und zwar empfiehlt er, zunächst 10 Tage lang je 2 cg einer 2 proz. Lösung und dann 10 Tage lang je 4 cg einer 4 proz. Lösung zu applizieren; zeigt sich nach den ersten 5—6 Injektionen keine deutliche Blutdruckherabsetzung, bzw. keine wahrnehmbare Besserung der Ohrbeschwerden, dann soll die Injektionsbehandlung durch eine perorale Verabreichung von 1—2 Teelöffeln einer Lösung von 2,0 Natrium nitrosum in 150,0 Aqu. dest. pro die verstärkt werden. Kerekes rät auch, an solchen Tagen, an welchen keine Injektionen verabfolgt werden (z. B. an Sonntagen), 3mal täglich 1 Teelöffel der Lösung (2,0 Natrium nitrosum auf 150,0 Aqua) nehmen zu lassen. Als „Nachkur" empfiehlt sich ein etwa 4 Wochen lang dauernder Gebrauch der angegebenen wässerigen Lösung per os.

Der ausgezeichnete Effekt, welchen das *Amylum nitrosum (Amylnitrit)* bei Gefäßkrämpfen innerhalb der Schädelhöhle zeitigt, läßt die Anwendung dieses Mittels, ebenso wie bei der angiospastischen Migräne, auch bei einer Neigung zu anfallsweise auftretender, aus einem Spasmus der Arteria auditiva interna zu erklärender *Otitis interna vasomotoria* (Ohrensausen, Schwindel, Hörstörungen) geeignet erscheinen. Man verordnet das Amylum nitrosum am besten in Form von gebrauchsfertigen Ampullen mit 1—3 Tropfen:

Rp. Amyl. nitros. „Merck" gtts. III.
Tal. dos. in Ampull. vitr. Nr. V.
D. S. Nach Zerbrechen der Ampulle
in einem Taschentuch kräftig inhalieren!

Bei vorgeschrittener Sklerose der Hirnarterien ist von der Verwendung des Amylnitrits abzusehen.

Die *Moloidtabletten* „Sächsische Serumwerke" stellen ein neueres Nitritpräparat dar, das aus Nitroglycerin, Erythroltetranitrat und Mannithexanitrat besteht und von Döllken bei Migräne und ähnlichen Zuständen empfohlen wurde; die anfängliche Dosierung von 2mal täglich $^1/_2$ Tablette (nach dem Frühstück und nach dem Mittagessen zu verabfolgen) wird bis zu 2mal täglich 1 Tablette gesteigert.

Das von Pal in die Gefäßtherapie eingeführte *Papaverin*, ein der Isochinolingruppe des Opiums angehöriges Alkaloid, setzt nicht nur den Tonus der Darmmuskulatur, sondern auch der Gefäßmuskeln herab, allerdings nur einen *erhöhten* Tonus der letzteren, während es den normalen Gefäßtonus so gut wie unbeeinflußt läßt. Dosierung: 2—3mal täglich 0,03—0,05 Papaverinum hydrochloricum.

Man kann das *Papaverin* auch in Kombination mit Pyramidon und Coffein verordnen, z. B.:

Rp. Papaverin. hydrochlor. 0,03 (bis 0,04)
Pyramidon
Coffein. natrio-benzoic.   a̅a̅ 0,10
M. f. pulv. Dent. tal. dos. Nr. X.
D. S. 2- (oder 3-) mal täglich 1 Pulver.

Statt des Papaverins kann auch das *Eupaverin* (0,03 pro dosi) verwendet werden.

Von Vorteil erscheint es auch, das *Papaverin mit Diuretin* (Theobromin) zu kombinieren.

Eine solche Kombination stellen die *Antistenintabletten* „Trenka" dar. Sie enthalten

<blockquote>
Rp. Theobromin. natrio-salicylic.   0,25
     Papaverin. hydrochloric.   0,01
     Natr. rhodanat.   0,015
</blockquote>

und werden in der Dosierung von 3—6 Tabletten pro die verschrieben.

In dem von SCHWERDTFEGER empfohlenen *Panitrin* soll die Wirkung des Papaverins, durch jene des Amylnitrits verstärkt, in der Weise zur Geltung kommen, daß das Ohrgebiet, bzw. überhaupt die obere Körperregion stärker durchblutet wird. Seine Anwendung geschieht in Form von *subperiostalen Injektionen* am Planum mastoideum, 1 cm von der Ansatzlinie des Ohres entfernt. Zur Milderung der zuweilen recht schmerzhaften Injektionen empfiehlt SCHWERDTFEGER, der Verabreichung des Panitrins die Einspritzung von 0,3 ccm einer 1 proz. Novocainlösung (ohne Zusatz eines Nebennierenpräparates) vorauszuschicken.

Das *Panitrin* wird in der Menge von 0,7 ccm bis zu 1,5 ccm (d. s. $1^1/_2$ Ampullen) verwendet; die beiden ersten Injektionen (je eine auf der rechten und auf der linken Seite) sollen in Zwischenräumen von 3—4 Tagen, die folgenden in Zwischenräumen von 8—10 Tagen erfolgen. Mehr als 8 Injektionen auf jeder Körperseite hält SCHWERDTFEGER nicht für nötig; evtl. können nach einer Pause von 1—2 Monaten neuerlich Injektionen verabreicht werden. Die Applikationen sollen womöglich in den späten Nachmittags- oder in den Abendstunden vorgenommen werden, da nach ihnen Ruheeinhalten (am besten bis zum nächsten Vormittag) geboten ist.

SCHWERDTFEGER berichtet über wesentliche Hörverbesserungen und über Verringerung der subjektiven Ohrgeräusche auf die Injektionskuren mit *Panitrin* hin.

Der von zahlreichen Untersuchern erwiesene Zusammenhang zwischen *Hypertonie* und *Störungen im Gehörorgan* gab Anlaß, den Schwerpunkt des therapeutischen Eingreifens bei einem arteriosklerotisch geschädigten Gehörorgan auf das Bemühen um eine Herabsetzung des gesteigerten Blutdrucks zu verlegen.

Meinen eigenen langjährigen Erfahrungen nach bewähren sich in jenen Fällen, bei welchen wir eine auf einer Verengerung der endokraniellen Gefäßbahnen basierende Ischämie im Bereich des Innenohres annehmen dürfen, die verschiedenen *Theobrominpräparate* ganz ausgezeichnet. Ihre günstigen Wirkungen machen sich in gleichem Maße hinsichtlich der cerebralen Krankheitserscheinungen wie hinsichtlich der Symptome von seiten des Innenohres geltend, was ebenso auf den druckherabsetzenden Einfluß wie auf die Aufhebung, bzw.Verhinderung von Gefäßspasmen auf Grund einer Verringerung der Irritabilität der erkrankten Gefäße zurückzuführen ist. Besonders eindrücklich gestaltet sich der Effekt der Theobrominpräparate bei den verschiedenen Formen funktioneller und organischer Hypertonie dort, wo eine Neigung zu Spasmen im intrakraniellen Gefäßgebiet herrscht.

Ich halte es für zweckmäßig, das *Theobrominum natrio-salicylicum* (*Diuretin*) als *Calcium-Diuretin* „Knoll" in Fällen *mäßigen* Grades — das „mäßig" bezieht sich da nicht allein auf den Grad der Ohrerkrankung, sondern auch auf jenen der cerebralen Erkrankung — 4 Wochen lang, in Fällen *schwereren* Grades 5—6 Wochen lang in der Dose von 3—4mal täglich je 0,5 g nehmen zu lassen, es dann über eine ebenso lange Zeit auszusetzen und danach wieder zu geben. Falls sich die unter einer solchen Medikation bereits gemilderten Beschwerden nach Absetzen des Mittels neuerdings verstärken, soll die Diuretinbehandlung sofort wieder aufgenommen werden. Macht das Diuretin — was zuweilen der Fall ist — Magen-Darmstörungen, so ist natürlich von seiner weiteren Verwendung Abstand zu nehmen. Das gilt auch dann, wenn das Mittel trotz mehrwöchentlichen Gebrauchs keinen Erfolg zeitigt, oder wenn es — ein sehr seltenes Vorkommnis — gar eine Verschlechterung des Zustandes, die sich in einer Zunahme der subjektiven Ohrgeräusche kundgibt, verursacht.

In jenen Fällen, bei welchen das *Theobromin* als *Diuretin* schlecht vertragen wird, lohnt es, wenigstens einen Versuch mit dem *Theobrominum purum* in Kombination mit *Natrium bicarbonicum* (3mal täglich $\overline{aa}$ 0,5) zu machen.

Auch *Pacyl*, *Subtonin* oder *Euphyllin* können an Stelle der Theobrominpräparate versucht werden. Dosierung s. S. 64.

Aus den Untersuchungen BERBERICHs, welcher eine Stoffwechselstörung und zwar eine *Hypercholesterinämie* als das kausale Moment der labyrinthären Schwerhörigkeit erachtet, während die Arteriosklerose dabei nur eine sekundäre Rolle spielt, erwuchs der Therapie dieses Leidens eine neue Perspektive. Fußend auf der von K. WESTPHAL vertretenen Annahme, daß das Cholesterin als tonogene Substanz für das Arteriensystem in Betracht komme, erklärt BERBERICH die so häufige Vergesellschaftung von *Hypertonie* und *Altersschwerhörigkeit* aus ein und derselben Ursache, nämlich aus der *Hypercholesterinämie*.

Unter Berücksichtigung dessen zog BERBERICH, sich die Beobachtungen und Erfahrungen WESTPHALs über die Beeinflußbarkeit der Hypertonie mittels des *Rhodan* zunutze machend, dieses Medikament auch zur Behandlung der Altersschwerhörigkeit heran und erzielte damit insbesondere in leichteren Fällen Besserungen des Ohrensausens, des Schwindels, der Kopfschmerzen und der Hörfähigkeit.

Die Wirkung des *Rhodan* erklärt sich nach BERBERICH aus der Erzielung einer verbesserten Durchlässigkeit der hier in Betracht kommenden Gefäßwandgewebe, welche infolge der Einflüsse seitens des abdichtenden Cholesterins eine Einbuße ihres Quellungszustandes erfahren und dadurch in eine Dauerkontraktur geraten können; dies führt dann zu einer Erhöhung der peripheren Widerstände im Kreislauf, die durch das Rhodan in günstigem Sinne beeinflußt zu werden vermögen.

BERBERICH läßt das *Rhodan* entweder in wässeriger Lösung oder in Form der von WESTPHAL empfohlenen *Rhodanpurintabletten*, welche je 0,1 Rhodan enthalten, in folgender Weise nehmen: in der 1. Woche 3 mal täglich je 0,1, in der 2. Woche 2 mal täglich je 0,1 und in der 3. Woche 1 mal täglich 0,1; hierauf 2—3 Wochen Aussetzen des Mittels; dann Wiederholung des Turnus. Für Dauerkuren genügt die Dose von 0,15 ($1^1/_2$ Tabletten) per Tag. Tritt unter dieser Medikation leichte Ermüdbarkeit oder Mattigkeit ein, so ist die Verabreichung für einige Tage zu unterbrechen.

Da sich im Verlauf einer Rhodankur gelegentlich auch psychische Alterationen einstellen können, ist es notwendig, sie jedenfalls nur unter genauester ärztlicher Überwachung durchführen zu lassen.

Akute und chronische Nephritiden sowie dekompensierte Hypertonien haben als *Kontraindikationen* einer Rhodanbehandlung zu gelten.

Auch die als Vorbeugungsmittel gegen angiospastische Migränen, sowie gegen die Claudicatio intermittens versuchte Rhodaneiweißverbindung *Rhodalzid „Nerking"* kann für die Durchführung einer Rhodanbehandlung verwendet werden; Dosis: 3 Tabletten täglich.

Empfehlenswert ist die kombinierte Verwendung von *Rhodan mit Diuretin*, am bequemsten mittels der *Rhodan-Calcium-Diuretin-Tabletten* „Knoll". Sie enthalten 0,5 Calcium-Diuretin und 0,1 Calciumrhodanat; Dosierung: in der 1. Woche 3 mal täglich je 1 Tablette, in der 2. und 3. Woche 2 mal täglich 1 Tablette und in der 4.—6. Woche 1 mal täglich 1 Tablette (nach dem Essen zu nehmen).

Ich möchte hier auch das *Yohimbin*, ein Alkaloid, das aus dem in Kamerun wachsenden Yohimbabaum gewonnen wird, anführen, da es mir in *Frühstadien cerebraler Arteriosklerose mit mäßiger Hypertonie*, in Form des von FELLNER angegebenen *Vasotonin* (Yohimbinum nitricum plus Urethan) verwendet, gute Dienste leistet. In vorgeschrittenen Fällen von Arteriosklerose ist es wertlos! Dem Yohimbin wird eine gefäßerweiternde Wirkung innerhalb des Urogenitalapparates und auch des Cerebrums zugeschrieben. Anwendungsweise des *Vasotonin*: jeden 2., evtl. jeden 3. Tag eine subkutane Injektion von 1 ccm (der 0,01 Yohimbin und 0,05 Urethan enthaltenden Lösung) unter kontrollierenden

Blutdruckmessungen; je nach dem erzielten Effekt insgesamt 12 bis 20 Injektionen. Nach jeder Injektion soll durch 2 Stunden Ruhe eingehalten werden.

In die Reihe jener Mittel, welche durch eine Kreislaufregulierung auf Grund einer Erweiterung peripherer Gefäßbezirke bei angiospastischen Zuständen günstig auf diesart verursachte Störungen im Innenohr einwirken, gehört das in dem Pankreas gebildete, nach FREY und KRAUT hergestellte *Kallikrein „Beyer — Meister Lucius"*, das als „Kreislaufhormon" gewertet wird. Anwendungsweise: intramuskuläre Injektion 1 Ampulle zu 1 ccm (= 2 Einheiten) pro die, 3—4 Tage hintereinander, dann eine Pause von 1—2 Tagen; Wiederholung dieses Turnus über mehrere Wochen hin.

Charakterisiert sich die labyrinthäre Schwerhörigkeit als Teilerscheinung einer noch im Anfangsstadium befindlichen *allgemeinen Arteriosklerose*, oder ist sie auf *Gefäßerkrankungen syphilitischer Provenienz* zu beziehen, dann wird von einer entsprechenden *Jodtherapie* viel Gutes erwartet werden dürfen.

Wie eigentlich das *Jod* auf die Gefäße wirkt, entbehrt bislang einer sicheren Erklärung. Es wird angenommen, daß ihm ein gefäßerweiternder Effekt zukommt (GUGGENHEIMER und FISCHER). SCHADE glaubt, daß es das Quellungsvermögen des Bindegewebes erhöht und solcherweise seiner Sklerosierung entgegenwirkt. Die Richtigkeit der Annahme, daß das Jod die Viscosität des Blutes herabsetzt, wurde mancherseits in Zweifel gezogen. Es wird auch die Meinung verschiedentlich vertreten, daß die Einflußnahme des Jod auf dem Wege seiner Wirkung auf die Schilddrüsentätigkeit zustandekommt.

Jedenfalls setzt die Behandlung einer Jodverordnung eine *sorgfältig bedachte Indikationsstellung* voraus, sowie eine *ständige genaue Beobachtung des Patienten* während der Dauer dieser Therapie. Auch darf nicht außer acht gelassen werden, daß manche Menschen schon auf geringe Jodgaben hin mit *Zeichen einer Hyperthyreose reagieren*, und daß sich nicht gar so selten Erscheinungen einer *„Jodunverträglichkeit"* (Jodschnupfen, Jodacne, Jodhusten) bemerkbar machen. Dies macht eine besondere Vorsicht bei der Verordnung einer Jodbehandlung der labyrinthären Schwerhörigkeit zum unerläßlichen Gebot, zumal ja jede Beeinträchtigung des Allgemeinbefindens und -zustandes der Entwicklung sowie dem Fortschreiten der Hörnervatrophie Vorschub zu leisten geeignet erscheint.

Selbstverständlich ist in allen Fällen, in welchen sich Zeichen eines bestehenden Hyperthyreoidismus finden, ferner immer dann, wenn der allgemeine Ernährungszustand ungünstig oder gar auffallend schlecht ist, von einer Jodmedikation unbedingt abzusehen.

Der Rat WIESELs, in allen Fällen von Arteriosklerose, bei welchen sich auf die Joddarreichung hin nicht in absehbarer Zeit eine Besserung der subjektiven Beschwerden einstellt, auf die Fortsetzung dieser Therapie zu verzichten, auch wenn keine Erscheinungen von Jodismus auftreten, ist auch vom Otiater zu beherzigen!

Im allgemeinen wird von den *Jodpräparaten* das *Jodnatrium* (in wässeriger Lösung) am besten vertragen; außerdem bietet sich solcher weise der Vorteil einer stets leicht abstufbaren und zuverlässigen Dosierung. Durch Zusatz von Natr. bicarbon. (Alkalisierung) kann in gewissem Umfang dem Auftreten eines Jodismus entgegengewirkt werden; aus gleichen Erwägungen soll auch während einer Jodkur die Aufnahme stark saurer Speisen tunlichst vermieden werden.

Man lasse beispielsweise täglich 3—5 Eßlöffel folgender Rezeptur nehmen:

Rp. Natr. jodat.	1,0
Natr. bicarb.	5,0
Aqu. dest.	120,0
Aqu. Menth. pip.	30,0
M. D. S. Nach Bericht.	

Wo *luetische* Gefäßveränderungen für eine Erkrankung des Innenohres verantwortlich gemacht werden können, dürfen im allgemeinen größere Joddosen verschrieben werden, da die Syphilitiker Jod gewöhnlich gut zu vertragen pflegen; in solchen Fällen wären etwa 4 Eßlöffel (oder auch mehr) pro die von folgender Rezeptur zu verordnen:

Rp. Natr. jodat.	5,0
Natr. bicarb.	10,0
Aqu. dest.	100,0
Aqu. Menth. pip.	50,0
M. D. S. Nach Bericht.	

Außer der Jodnatriumlösung kommen zur Jodmedikation natürlich auch jene zahlreichen *organischen Jodpräparate* in Betracht, welche im Handel erhältlich sind, wie z. B. das *Sajodin*, *Jodglidin*, *Jodipin* (alle drei in der Menge von 3—4 Tabletten täglich) usw.

Auch in der *Kombination mit Theobrominpräparaten* kann Jod bei bestehender Hypertonie vorteilhaft verwendet werden. Da bewährt sich insbesondere das *Jod-Calcium-Diuretin* „Knoll"; Dosierung: täglich 3 Tabletten à 0,5.

Ein Jodpräparat, das eine *Baldrianbeimischung* enthält und dadurch sedativ wirkt, ist das *Jodival* „Knoll"; Dosierung: 3mal täglich 1 Tablette zu 0,3 (oder 3mal täglich 1 Pulver von 0,3 in Oblate).

In Anbetracht der oft innigen Beziehungen zwischen gefäßsklerotischen Prozessen und der labyrinthären Schwerhörigkeit wird auch auf die Einhaltung der für die *Arteriosklerose* allgemein gültigen *Diätvorschriften* gegebenenfalls Gewicht zu legen sein. Reichliche und üppige Mahlzeiten sollen prinzipiell untersagt sein, fleischreiche und kochsalzreiche Kost muß gemieden werden. „Blähende" Nahrungsmittel sind unbedingt von der Speisekarte zu streichen; leicht verdauliche Gemüse, nicht zu fette Zuspeisen und Kompotte zu bevorzugen. Alkohol soll tunlichst vermieden werden.

Deutet der Befund eines über die Norm hinausgehenden Harnsäuregehaltes des Blutes bei einer chronisch progressiven Hörnervatrophie auf ihren ursächlichen Zusammenhang mit einer *uratischen Diathese* hin, so muß dieses Moment *diätetisch* und *medikamentös* berücksichtigt werden.

Hauptsache ist hier bezüglich der *Diät* die *Vermeidung purinreicher Nahrungsmittel*. Es wäre daher der Genuß von Fleisch nach Möglichkeit einzuschränken, der Genuß von Fleischsuppen, Fleischextrakten, von Leber, Nieren, Hirn und Kalbsmilch, sowie von Gewürzen aber zu verbieten. Zu bevorzugen ist eine reichliche Gemüse-Früchtekost; Alkohol muß gemieden werden, erdig-alkalische Mineralwässer sollen genommen werden.

Von Medikamenten kommt hier in erster Linie das *Atophan* in Betracht. Dosierung: täglich 2—3 Tabletten à 0,5 unter gleichzeitiger Verabreichung von Natr. bicarbon. (es sind jetzt auch Atophandragées zu 0,1 erhältlich).

Gelingt es, mittels dieses Medikamentes den Blutharnsäurespiegel herunterzudrücken, so läßt sich auch ein Erfolg hinsichtlich der labyrinthären Schwerhörigkeit erhoffen (GERMÁN).

Ein therapeutisches Verfahren, auf dessen Bedeutung im Kampf gegen die Schwerhörigkeit WODAK neuerdings nachdrücklichst hinwies, und von welchem er unter Beachtung gewisser Richtlinien ganz überraschende Erfolge sah, ist die *Arsenbehandlung*.

WODAK schlägt da als Mittel der Wahl, mag es sich um eine Schwerhörigkeit auf Grundlage einer Mittel- oder Innenohrerkrankung oder einer Otosklerose handeln, das *Natrium arsenicosum* vor, und zwar ausschließlich das Natrium arsenicosum, nicht etwa Arsen in irgendeiner anderen Form, etwa der Solutio Fowleri oder des Acidum arsenicosum.

Die Arsenbehandlung führt WODAK folgendermaßen durch: am 1. Tage 1 Pille zu 0,005 (!) Natrium arsenicosum (nach dem Essen zu nehmen), am 2. Tage 2 solche Pillen (mittags und abends je 1 Pille nach dem Essen), am 3. Tage 3 solche Pillen (früh, mittags und abends je 1 Pille); dann weitere 11 Tage täglich 3 Pillen der gleichen Dosis (à 0,005); hierauf 1 Tag 2mal 1 Pille und schließlich 1 Tag noch 1mal 1 solche Pille (so daß im ganzen 42 Pillen genommen werden). In besonders schweren Fällen kann man bis auf 4 Pillen (à 0,005) pro die gehen und im ganzen 60 Pillen nehmen lassen.

Gleich bei Beginn einer derartigen *Arsenkur* ist der Patient eingehend über die Möglichkeit des Auftretens einer *Arsenintoxikation* und über ihre Symptome zu belehren (Magenschmerzen, Kolik, Erbrechen, Durchfälle, Kopfschmerz), da diese Medikation allsogleich zu stoppen ist, sobald sich auch nur die geringsten Erscheinungen bemerkbar machen, welche in der Richtung einer Arsenintoxikation gedeutet werden könnten. Eventuell kann in Fällen solchen Ereignens nach einiger Zeit nochmals ein Versuch mit der Arsenkur unternommen werden, allerdings muß dann mit bedeutend kleineren Arsendosen begonnen werden.

Wird die interne Darreichung des Natrium arsenicosum nicht vertragen, so kann dieses Mittel auch subkutan (in Ampullen) à 2 mg bis zu 20 mg ansteigend und dann wieder abfallend gegeben werden. Wird auch diese Anwendungsweise nicht vertragen, so muß auf die Arsenbehandlung vollkommen verzichtet werden.

Bei guter Verträglichkeit des Natrium arsenicosum muß nach Absolvierung einer ganzen Kur eine Pause von 4 Monaten eingeschaltet werden, bevor eine neuerliche Kur begonnen werden darf.

In jenen Fällen, bei welchen das Hörvermögen geringer als 25 cm für die Konversationssprache ist, darf auch von der *Arsenbehandlung* kaum mehr irgendein Erfolg erwartet werden.

In jenen Fällen, bei welchen sich die *Arsenbehandlung* wirksam erwies, hält die Hörverbesserung oft Wochen und auch Monate lang an, in geringerem Maße gewöhnlich sogar dauernd.

Selbstverständlich darf es auch in den Fällen einer labyrinthären Schwerhörigkeit, als einer konstitutionellen Erkrankung, nicht unterlassen werden, nach etwaigen *Funktionsstörungen von seiten der innersekretorischen Drüsen* zu fahnden und aus einem allfälligen positiven Ergebnis der diesbezüglichen Untersuchungen die entsprechenden Konsequenzen für das therapeutische Handeln zu ziehen, d. h. die jeweils angezeigten *Organpräparate* anzuwenden.

Doch auch in jenen Fällen, bei welchen sich kein Anhaltspunkt dafür bietet, die bestehende labyrinthäre Schwerhörigkeit, d. h. die degenerative Atrophie des Hörnervapparates auf die Insuffizienz einer innersekretorischen Drüse beziehen zu dürfen, kann die *Organotherapie* — so wie dies auch bei anderen Nervenkrankheiten angezeigt erscheint — am Platze sein (hauptsächlichst kämen da Keimdrüsenpräparate in Betracht). Die Indikation zur Anwendung organotherapeutischer Präparate ergibt sich solchenfalls aus der Erwägung, daß sie vermittels ihrer Einflüsse auf das vegetative System, die Blutversorgung, den Stoffwechsel und — vielleicht nicht in letzter Linie — die Psyche, der Progredienz des degenerativen Prozesses entgegenzuwirken oder gar die Restitutionsfähigkeit des Hörnervenapparates zu fördern vermöchten.

2. Die erworbenen Erkrankungen des Innenohres.
(Neuritis toxica nervi acustici).

Toxische Schädigungen, welche sich im Innenohr geltend machen, vermögen sich ebenso im peripheren Labyrinth wie im Hörnerv, und zwar sowohl in seinem Verlauf als auch in seinem zentralen Apparat, zu lokalisieren. Es kann sich also hier um *endolabyrinthäre* und um *retrolabyrinthäre Erkrankungen* handeln.

Als Ursachen kommen für die Neuritis toxica nervi acustici *exogene* und *endogene* Giftwirkungen in Betracht.

Histologisch handelt es sich in solchen Fällen um entzündliche Veränderungen im Nerv und um einen Zerfall der Ganglienzellen des Nervus cochlearis und vestibularis. Während bei den akuten Vergiftungen eine Tendenz zur Heilung der entzündlichen Erscheinungen besteht, hinterlassen chronische Vergiftungen meist dauernde, irreparable Schädigungen, so daß es zu einer degenerativen Atrophie des Nerven und seiner Endapparate kommt.

Die durch toxische Schädigungen des Innenohres hervorgerufenen Erkrankungen werden wir nur dann wirksam beeinflussen können, wenn es uns gelingt, das schädliche Agens baldmöglichst zu eruieren und es fernzuhalten oder erfolgreich zu bekämpfen. Dort, wo die spezifischen Krankheitserscheinungen (Ohrgeräusche, Hörstörungen, Schwindel) plötzlich einsetzen, wird sich ihre Ätiologie leichter feststellen lassen als dort, wo die neuritischen Veränderungen sich schleichend einstellen und verstärken, weil da die Möglichkeit besteht, Wichtiges zu übersehen. Als ursächliche Momente kommen Gifte, akute und chronische Infektionskrankheiten, Autointoxikationen, Blut- und Stoffwechselerkrankungen und endokrine Störungen in Betracht.

In allen Fällen toxischer Erkrankungen des Nervus acusticus ist es unsere Hauptaufgabe, die Rückbildung der entzündlichen Prozesse durch eine *möglichst rasche und ausgiebige Eliminierung der Giftstoffe* aus dem Körper anzubahnen.

Dies ist mittels einer energischen *Ableitung auf dem Weg des Darmes* (durch Glauber- oder Bittersalze, Bitterwässer, pflanzliche Abführmittel) und mittels einer *kräftigen Diaphorese* anzustreben, wobei aber die Anwendung von Salicylpräparaten, welche der bereits bestehenden toxischen Noxe noch jene des Salicyls aufzusetzen vermöchten, vermieden werden soll.

Die *Diaphorese* kann durch heißen Tee aus *Species diaphoreticae* (Flores Sambuci, Tiliae, Verbasci) — 1 Teelöffel voll auf 1 Glas — oder besser noch durch ein *Infusum Fol. Jaborandi* (3,0—5,0: 150,0) erzielt werden.

Wenn es der Kräftezustand des Patienten gestattet, sind auch subcutane Injektionen mit *Pilocarpinum hydrochloricum* angezeigt; Anwendungsweise: jeden 2. oder 3. Tag eine subcutane Injektion, steigend von 0,2 ccm einer 1proz. Lösung bis zu 0,5 ccm einer 2proz. Lösung; im ganzen etwa 20 Injektionen. Nach der Injektion Abfrottierung mit trockenen warmen Tüchern. Kontraindiziert ist das Pilocarpin bei Hypertonie, Herzinsuffizienz, Gravidität und Diabetes! Auch darf weder unmittelbar vor noch während der Menstruation Pilocarpin injiziert werden, ebensowenig bei vollem Magen (Gefahr des Erbrechens). Verursacht das Pilocarpin Kopfschmerz oder Erbrechen, so muß von seiner Weiterverabfolgung Abstand genommen werden.

Abführen und Schwitzen sind therapeutische Maßnahmen, welche insbesondere bei den *rheumatischen Erkrankungen des Innenohres* günstige Erfolgsaussichten bieten; ebenso auch bei den mit einem *Herpes* kombinierten, den Hör- und Gleichgewichtsnerv (oft auch den Nervus facialis) in Mitleidenschaft ziehenden Erkrankungsfällen (*Herpes zoster oticus*).

Bei jenen Fällen von Erkrankungen des Nervus acusticus, bei welchen es sich um — wie die Amerikaner dies umfassend nennen — „*focal infections*" (Eiterherde insbesondere in den Nebenhöhlen der Nase, in den Tonsillen, in den Kieferhöhlen, bzw. Zähnen) handelt, muß sich der Angriffspunkt der Behandlung selbstverständlich speziell gegen den jeweiligen Eiterherd richten.

Innenohrerkrankungen, welche im Verlauf einer *Allgemeinerkrankung* einer Blut- oder Stoffwechselkrankheit, einer akuten oder chronischen Infektionskrankheit, auftreten, erfordern natürlich in erster Linie eine Behandlung des Grundleidens. Je besser die *Grunderkrankung* therapeutisch beeinflußbar ist, insbesondere dann, wenn sie einer „spezifischen" Medikation zugänglich ist, desto günstiger gestalten sich auch die Aussichten für den Behandlungserfolg hinsichtlich des Ohrleidens. (Über die *syphilitischen Innenohrerkrankungen* s. S. 90.)

Die *diabetische Neuritis nervi acustici* erfordert natürlich eine entsprechende *Behandlung des Diabetes*, die unbedingt der Mithilfe des Internisten bedarf, welcher die *Diätregelung* den einzelfalls gegebenen Verhältnissen anzupassen und die eventuell angezeigt erscheinende *Insulindarreichung* zweckmäßig anzuordnen hat. Namentlich in jenen Fällen, bei welchen eine diabetische Acidose als Giftnoxe einer Ohrerkrankung in Betracht kommt, muß die Führung der Behandlung dem internistischen Facharzt überlassen werden.

Das häufige *Neben- oder Miteinander von Diabetes und Arteriosklerose* legt bei dem Bestehen einer diabetischen degenerativen Neurolabyrinthitis überdies die therapeutische Verpflichtung auf, auch der arteriosklerotischen Gefäßveränderungen zu gedenken, welchen eine hohe ätiologische Bedeutung für die Entwicklung und das Fortschreiten der degenerativatrophischen Vorgänge im schallempfindenden Apparat zukommt. Es werden also gegebenenfalls nebst den gegen die diabetische Grunderkrankung gerichteten therapeutischen Maßnahmen auch noch solche heranzuziehen sein, welche der Arteriosklerose des Gehörorgans entgegenzuwirken geeignet sind (s. S. 51).

Besteht der begründete Verdacht oder die Gewißheit, daß die vorliegende Innenohrerkrankung mit einer *uratischen Diathese* in ursächlichem Zusammenhang steht, dann wird natürlich ein gegen dieses Grundleiden vorgehendes Heilverfahren am Platz sein. Das entsprechende Regime, die Anwendung erdig-alkalischer Mineralwässer, die Verordnung von *Atophan* (täglich 2—3 Tabletten à 0,5 unter gleichzeitiger Verbrauchung von Natr. bicarbonicum), *Piperazin* (täglich 1—2 Tabletten à 1,0 oder 2—6 Kaffeelöffel von *Piperazin Midy* in einem halben Glase Wasser gelöst) usw. werden da eine Besserung der subjektiven Ohrbeschwerden und einen Stillstand in der Gehörsverschlechterung zu bringen vermögen.

Sich im Verlauf einer *perniziösen Anämie* einstellende Hörnerverkrankungen bessern sich zumeist gleichzeitig mit den bei diesem Leiden durch die moderne Errungenschaft der *Leber- und Magentherapie* gewährleisteten Erfolgen.

Bestehen nach einer erschöpfend und sachgemäß durchgeführten Behandlung, deren Maßnahmen sich gegen die jeweils für die Neuritis des Nervus acusticus verantwortlichen toxischen Schädigungen richten, noch weiter Zeichen der entzündlichen Erkrankung dieses Nerven, dann sind diese — unter gleichzeitiger Anwendung der hier gebotenen elektrischen Behandlungsmethoden — am besten durch die Darreichung von *Strychnin* (als *Syrupus colae compositus* „Hell" oder in Pillen zu 0,001 oder in Form des *Neurosmon*, s. S. 49) zu bekämpfen.

Die subjektiven Ohrgeräusche.

Zu einer internen Behandlung der subjektiven Ohrgeräusche muß in jenen Fällen gegriffen werden, bei welchen die Anwendung der lokaltherapeutischen ohrenärztlichen Maßnahmen (Lufteintreibungen in das Mittelohr, Vibrationsmassage, Elektrizität) sie nicht zum Schwinden zu bringen vermochte.

Das Andauern subjektiver Ohrgeräusche nach Ablauf katarrhalischer oder entzündlicher Mittelohrerkrankungen, bzw. das Bestehen von Ohrgeräuschen beim Fehlen eines Schalleitungshindernisses muß daran denken lassen, daß es sich entweder um *endotische, bzw. periotische* Geräusche größerer Intensität oder um einen *Reizzustand des Nervenendapparates und seines zugehörigen Neurons* handelt.

Zu den *endotischen Ohrgeräuschen* gehören jene, die bei akuten Entzündungen im Mittelohr auftreten, und jene besonders heftigen bei der Otosklerose, bei welcher die neugebildeten Gefäße der Labyrinthkapsel die Schallquelle bilden. Zu den *periotischen Ohrgeräuschen* gehören jene, welche durch vasodilatatorische Vorgänge in den arteriellen, seltener in den venösen Gefäßbahnen im Kopf, bzw. im Hals hervorgerufen werden.

Die Möglichkeit einer Eigenwahrnehmung, also gewissermaßen einer Selbstauskultation von Gefäßgeräuschen besteht bei aneurysmatischen Erweiterungen der Kopfarterien, z. B. der Arteria temporalis, occipitalis, auricularis posterior, basilaris usw., bei varicösen Bildungen und bei Stauungsvorgängen im Kopf infolge von Kompression der Halsgefäße durch Strumen, Halsdrüsen, Halstumoren; sie kann aber auch bei Aneurysmen der Aorta und Subclavia, bei Vitien, insbesondere bei Aorteninsuffizienz, schließlich auch auf Grund der Fortleitung von Geräuschen aus der Vena jugularis und aus dem Bulbus venae jugularis („Nonnensausen") gegeben sein.

Auch eine gesteigerte Herztätigkeit selbst, vor allem bei *Blutdruckerhöhungen*, bzw. bei den ihr entsprechend verstärkten Liquorbewegungen können das Auftreten intensiver Ohrgeräusche vermitteln.

Ferner werden subjektive Ohrempfindungen durch Zirkulationsstörungen veranlaßt, welche eine *mangelhafte Durchblutung des Innenohres*, also eine Anämie desselben zur Folge haben. An Häufigkeit steht hier die *Arteriosklerose der cerebralen Gefäße* obenan (so kommen andauernde Ohrgeräusche als Symptom eines präsklerotischen Stadiums, bzw. als Frühsymptom der cerebralen Arteriosklerose oft vor). Aber auch intensive *vasomotorische Störungen* können durch *Angiospasmen* in gleichem Sinne Reizzustände im Hörnervgebiet auslösen.

Ohrgeräusche, für welche weder die Allgemeinuntersuchung noch auch der otologische Befund irgendwelche Erklärungsmöglichkeiten beizubringen vermag, werden als rein *nervöses Ohrensausen* bezeichnet. Nicht selten stellt es sich jedoch bei längerer Beobachtung dann heraus, daß solche Ohrgeräusche de facto *Initialsymptome einer Acusticuserkrankung oder einer Otosklerose* waren.

Aus diesen kurz skizzierten Darlegungen schon ergibt sich zur Genüge die unerläßliche Notwendigkeit, *in jedem Fall eines hartnäckigen, der lokalen Behandlung des Ohres trotzenden Ohrensausens eine genaue interne Untersuchung des Kranken, speziell des Herzens und der Blutgefäße, vorzunehmen.*

Ist der Effekt der lokalen Therapie bei einem *chronischen Adhäsivprozeß des Mittelohres* unbefriedigend, dann kann der Versuch unternommen werden, die adhäsiven Vorgänge durch eine *Thiosinamin-Fibrolysin-Behandlung* (s. S. 12) zu beeinflussen.

In Fällen von *Otosklerose* oder von *chronisch progressiver labyrinthärer Schwerhörigkeit* ist die Allgemeinbehandlung nach den in diesen beiden Kapiteln ausführlich besprochenen Richtlinien durchzuführen.

In einer großen Zahl von Fällen mit Ohrensausen erwächst durch die Feststellung einer lokalen oder allgemeinen Zirkulationsstörung der Therapie die außerordentlich bedeutungsvolle Aufgabe, den *Gesamtkreislauf, sowie insbesondere den endokraniellen Kreislauf* zweckentsprechend zu regeln. Soll diese Aufgabe erfüllt werden, so bedarf es zunächst der Ermittlung, in welcher Weise die Blutverteilung im Gehörorgan und in seiner Umgebung jeweils pathologisch verändert ist, ob es sich einzelfalls um vasodilatatorische, bzw. vasoconstrictorische Vorgänge handelt.

Beim Bestehen von Ohrgeräuschen im Erscheinungskomplex eines insuffizient gewordenen Kreislaufes wird die richtige *Behandlung der kardio-vasalen Insuffizienz* mit allen ihr zur Verfügung stehenden Mitteln (Digitalis, Strophantus, entwässernden Medikamente usw.) zu einem oft ganz ausgezeichneten Erfolg führen. Die kardio-vasculären Ohrgeräusche bei *Anämischen und Chlorotischen* werden häufig unter einer entsprechenden *Arsen-Eisenbehandlung* verschwinden, jene bei *Hypertonikern* und bei Individuen, welche dem Typus des kardio-intestinalen Symptomenkomplexes angehören, unter zweckmäßiger Schonung, *Diät* und *kräftigen Ableitungskuren auf den Darm* (Trinkkuren von Marienbad, Karlsbad, Schuls-Tarrasp usw.).

Wo die Annahme berechtigt erscheint, daß *vasoconstrictorische Zustände* mit Schuld an den auftretenden Ohrgeräuschen haben, werden *gefäßerweiternde Mittel* einen günstigen Einfluß auszuüben imstande sein.

Hier käme vor allem das *Strychnin* in Betracht, welches auf die constrictorischen Vasomotorenzentren wirkt, wodurch es zu einer Verengung der splanchnischen Gefäße kommt, während die Haut- und Hirngefäße erweitert werden. So können Erregungszustände des Nervus acusticus gemildert werden. So wird auch das Ohrensausen, das als Begleiterscheinung kardiovasculärer Neurosen auftritt, durch einen mehrwöchentlich fortgesetzten Gebrauch des strychninhaltigen *Syrupus colae compositus* (1—3 mal täglich 1 Kaffeelöffel voll) wirksam beeinflußt.

Zur Herbeiführung einer Gefäßerweiterung und einer sich daraus ergebenden Blutdruckherabsetzung eignen sich besonders die *Nitrite* (Anwendungsweise s. S. 49). Ich möchte da erwähnen, daß ich in einigen Fällen von Angina pectoris, bei welchen auch ein anfallsweises Auftreten von Ohrensausen bestand, unter der *perlingualen Darreichung von Nitroglycerin* (1 Tropfen einer 1 proz. alkoholischen Lösung auf die Zunge gebracht) auch das Ohrensausen sich bessern sah.

Das neuerer Zeit zur Behebung spastischer Gefäßzustände propagierte und vielfach mit Erfolg angewendete *Kallikrein* (s. S. 54), welches bei der labyrinthären Schwerhörigkeit als gefäßerweiterndes Mittel angeführt wurde, wäre auch bei angiospastischen Ohrgeräuschen nützlich anwendbar.

Wegen seiner spasmolytischen Wirkung ist hier die Verschreibung von *Papaverin* (in Tabletten à 0,04) allein oder in Kombination mit ähnlich wirkenden Mitteln am Platz; z. B.

Rp. Papaverin	0,04
(oder Eupaverin	0,03)
Coffein.	0,10
Pyramidon	0,10
M. f. Pulv. D. tal. dos. Nr. X..	
S. 2—3 Pulver tagsüber zu nehmen.	

Ob ihres narkotischen Effektes auf die schmerzempfindenden Zentren der Großhirnrinde eignen sich — auch bei Nichtfiebernden — die *Antipyretica*, insbesondere in Kombination mit Coffein, nicht selten zur Behandlung der Ohrgeräusche. Sie wirken hier offenbar zu einem Gutteil infolge einer durch sie zustande kommenden reichlicheren Durchströmung des Gehirns, beruhigend.

So sieht man von Kombinationen, wie:

Pyramidon 0,3 und *Coffein.* 0,1
oder *Phenacetin* 0,4, *Pyramidon* 0,2 und *Coffein* 0,1
oder von einer Gabe 0,5—1,0 *Migränin* (Antipyrin, Acid. citric. und Coffein),

abends vor dem Schlafengehen genommen, den Effekt deutlicher Erleichterung, welche sich darin äußert, daß der Kranke morgens mit freierem Kopf und wesentlich verringertem Ohrensausen aufwacht. Auch das *Coffetylin* (90 % Acid. acetylo-salicylicum und 10 % Coffein pur) hat sich mir in der Einzelgabe von 0,5, abends genommen, manchmal sehr gut bewährt. Diese Medikation kann von Zeit zu Zeit immer wieder einige Tage zur Ergänzung der anderweitigen Behandlung eingeschaltet werden, selbstverständlich nur dann, wenn sich die gute Wirkung offenbart. Bleibt sie nach mehrtägiger Darreichung des Mittels aus, so erscheint seine weitere Verwendung zwecklos.

In Fällen von Ohrensausen bei angiospastisch oder angiosklerotisch erhöhtem Blutdruck kann man unter dem Gebrauch der *Theobromindoppelsalze* ein Nachlassen und nicht selten sogar ein Verschwinden der quälenden Ohrgeräusche konstatieren. Angewendet wird *Diuretin* „Knoll", am besten *Calciumdiuretin;* Dosierung: $1^1/_2$—2 g pro die. In manchen Fällen wird das reine *Theobromin* (2—3mal täglich 0,3—0,5) mit 0,5 Natr. bicarbon. pro Dosi besser vertragen.

Durch entsprechende Modifikation im Gebrauch der verschiedenen Therapeutica läßt sich oft eine weitaus zweckvollere Wirkung erzielen, als bei schematischer Verordnung.

Dies gilt beispielsweise auch bezüglich der Anwendung der *Theobrominpräparate* in Fällen von labyrinthärer Schwerhörigkeit, bei welchen infolge gerade nachts stärker auftretender Ohrgeräusche nicht selten das Einschlafen sehr behindert oder der Schlaf gestört ist, bzw. das

Wiedereinschlafen unmöglich wird. Es sind dies Zustände, die sich etwa vergleichen ließen dem nachts erfolgenden Auftreten asthmatischer Verschlechterungen. In solchen Fällen empfiehlt Zak, das Diuretin nicht — wie dies sonst üblich — 3 mal im Tag nehmen zu lassen, sondern es 2—3 mal im Laufe des Nachmittags oder Abends zu geben, da solcherweise die Wirkung konzentrierter wird und eventuell imstande ist, drohenden Anfällen entgegenzuarbeiten.

Die *cerebrale Arteriosklerose* — und mit einer derartigen Lokalisation des atheromatösen Prozesses haben wir es bei der labyrinthären Schwerhörigkeit ja oft zu tun — reagiert zuweilen besonders gut auf die Kombination von *Calciumdiuretin mit Rhodan,* das als *Rhodan-Calcium-Diuretin* (Tabletten zu 0,5 Calcium-Diuretin und 0,1 Kalium rhodanat.) von der Firma Knoll in den Handel gebracht wird. Anwendungsweise: in der 1. Woche 3 mal täglich 1 Tablette, in der 2. und 3. Woche 2 mal täglich 1 Tablette und in der 4.—6. Woche täglich 1 Tablette. Gelingt es, damit eine Besserung der cerebralen Erscheinungen (Kopfschmerz, Schwindel) zu erzielen, so darf fast mit Sicherheit auch eine Milderung der Ohrgeräusche erwartet werden.

Wird das *Diuretin* nicht gut vertragen — in solchen Fällen machen sich gleichzeitig mit dyspeptischen Zuständen auch Erscheinungen einer erhöhten nervösen Erregbarkeit unter zunehmendem Ohrensausen geltend —, so kann zwecks Gefäßerweiterung *Euphyllin* (Theophyllin-Äthylendiamin) in Form von Suppositorien (à 0,36, 3 mal täglich 1 Zäpfchen) oder auch das *Subtonin* (Extrakt aus dem Hypophysenvorderlappen 0,1, Thymusextrakt 0,1, Theobrominum natrio-salicylicum 0,12, Calcium chloratum 0,4 und Atropin. sulfur. 0,000125), besonders bei essentieller und arteriosklerotischer Hypertension (3 mal täglich je 3 Tabletten) gegeben werden.

Bei vasomotorischen Störungen und Hypertonie erweist sich auch das *Pacyl* (ein Cholinderivat) erfolgreich. Anwendungsweise: einige Wochen lang 2 mal täglich 2—3 Tabletten, dann noch eine Zeitlang täglich 1—2 Tabletten.

Eine zweite Cholinverbindung, mit der man gleichfalls — in Erwägung der starken Verminderung des Cholingehaltes bei Hypertonikern — solchen Kranken das für die Blutdruck-Regulation bedeutsame Cholin zuführen kann, ist das *Sedicyl* (3—6 Tabletten täglich).

Bei atherosklerotischem Ohrensausen sah Hubert Adler in vielen Fällen gute Erfolge von der Anwendung des *Radiumsalzes.* Er verordnet es bei solchen Kranken, die auf eine „Vorprobe" mit Coffein (2—3 Tage hindurch Verabfolgung von 2 mal täglich 0,1 Coffeinum natrio-benzoicum) mit einer Besserung des Ohrensausens reagieren (was als eine gute Reaktionsfähigkeit der Gefäße zu bewerten ist), in Form der *Radiosklerintabletten.* Jede Tablette enthält $1{,}4 \times 10^{-5}$ mg Radiumchlorid. Anwendungsweise: 4—6 Wochen lang täglich 3—6 Radiosklerintabletten.

In Fällen eines sehr hohen Blutdruckes, der manchmal Ursache äußerst quälenden, insbesondere pulsatorischen Ohrensausens sein kann, bringt ein *Aderlaß* durch eine Kreislaufentlastung, bzw. durch eine humorale Umstimmung eine Linderung der Beschwerden.

Weitaus seltener als eine *Hypertonie* ergibt die interne Untersuchung in Fällen von Ohrensausen eine *Hypotonie* (der arterielle Blutdruck liegt da nicht höher als bei 105—110 mm Hg). Auch hier ist meiner Erfahrung nach in der therapeutischen Berücksichtigung dieser abnormen Blutdruckverhältnisse eine wichtige Aufgabe zu erblicken.

Die *Hypotonie* als Ausdruck einer *organischen* oder *Allgemeinerkrankung* (Lungentuberkulose, Gastroenteroptose, Lebererkrankungen, Blutkrankheiten, Hyperplasie des lymphatischen Apparates usw.) erfordert natürlich die geeignete *Behandlung des Grundleidens*.

Subjektive Ohrgeräusche können aber auch im Gesamtbilde eines *hypotonischen Symptomenkomplexes* im Sinne einer „*konstitutionellen arteriellen Hypotonie*" (MUNK), eines durch nervöse Merkmale charakterisierten Typus auftreten, der sich vagoton orientiert zeigt (müder Gesichtsausdruck, Blässe, kalte Hände und Füße, schlaffe Muskulatur, Bradykardie, Extrasystolie, positiver Bulbus- und Vagusdruck).

Hier sind *Roborantia* (Medikamente und Regime) am Platz; auch *Arsen* sowie *Strychnin* sind indiziert. Die Beobachtung, daß konstitutionelle Hypotoniker sich nach den Mahlzeiten am wohlsten zu fühlen pflegen, was auf die — vorübergehende — alimentäre relative Blutdruckerhöhung zurückzuführen ist (LAWRENCE, KISCH), läßt es ratsam erscheinen, ihnen öftere Mahlzeiten im Laufe des Tages anzuempfehlen. *Hypotonien auf myxödematöser Grundlage* (Spätmyxödem bei konstitutioneller Adipositas „KISCH") verlieren auf eine geeignete *Schilddrüsenbehandlung* ihre Beschwerden oft sehr schnell. Hypotoniker, deren — oft recht störende — Zustände auf einer *Enteroptose* beruhen, fühlen sich durch das Anlegen eines den schlaffen Bauchmuskeln zu Hilfe kommenden und den Baucheingeweiden eine gute Stütze gewährenden *Leibgürtels* zumeist wesentlich besser, weil dadurch der Blutversackung im Splanchnicusgebiet wirksam begegnet wird (KISCH). Sicherlich führt die einzelfalls angezeigt erscheinende Behandlung der Hypotonie mit der Besserung der mit ihr im Zusammenhang stehenden Beschwerden jeweils auch zu einer Milderung der Ohrgeräusche, so sie zu dem arteriellen Tiefdruck in ursächlicher Beziehung stehen.

Bei subjektiven Ohrgeräuschen, welche mit *Reizerscheinungen seitens des Zentralnervensystems*, vor allem des Gehirns einhergehen, ist die Verwendung der eine kalmierende Wirkung auf die Großhirnrinde ausübenden *Sedativa* am Platze. Hier wird es wieder von dem Grade der

Erregungszustände sowie von etwaig vorhandenen anderweitigen Organstörungen abhängen, welche der in dieser Beziehung zur Verfügung stehenden Mittel im Einzelfall gerade am zweckmäßigsten erscheinen.

Vor allem kommen da die *Brompräparate* in Betracht, in Kombinationen untereinander oder mit anderen Beruhigungsmitteln, wie etwa mit *Baldrian* oder — wie dies JANUSCHKE empfiehlt — mit *Codein*.

Wir verordnen entweder die gewöhnliche Mixtura nervina:

<table>
<tr><td>

Rp. Natr. bromat.   8,0
   Kal. bromat.
   Ammon. bromat.   aa   4,0
   Aqu. dest.   ad 200,0
   M. D. S. 2—3mal täglich 1 Eßlöffel
   voll in Zuckerwasser nach dem
   Essen zu nehmen.

</td><td>oder</td><td>

Rp. Natr. bromat.   10,0
   Extract. aquos. e radice Valerian.
   e 3,0 : 150,0
   (evtl. mit Codein. phosphor. 0,20)
   M. D. S. 2—3mal tägl. 1 Eßlöffel
   voll in Zuckerwasser zu nehmen.

</td></tr>
</table>

Baldrian kann als Tee oder in Form von Tct. Valerian., Validol, Valofin, Baldriandispert usw. verordnet werden.

Ich nenne ferner das *Bromural* (Bromvaleranylharnstoff mit einem Gehalt von 35% Brom) in der Dosierung von 3—4mal täglich 1 Tablette (à 0,3), evtl. abends 2 Tabletten.

Bei jenen Otosklerosekranken, bei welchen sich die Notwendigkeit einer *Calcium*verabreichung ergibt (s. S. 39), kann sie zweckmäßig auch in Kombination mit Brom in Form des *Bromcalciums* durchgeführt werden. Man verschreibt z. B.:

Rp. Calcii bromati   10,0
   Succi Liquiritiae   6,0
   Aqu. dest.   ad 150,0
   M. D. S. 3mal tägl. 1 Eßlöffel

Auch die Kombination von *Bromnatrium mit Calcium, Baldrian und Phosphor* (letzteres als glycerinphosphorsaures Natrium), wie sie in Form des *Spasmosan* (Dr. R. u. O. Weil) geboten ist, erweist sich oft vorteilhaft. Man läßt 3mal täglich 1 Eßlöffel mit Zuckerwasser nehmen, und zwar früh nüchtern, mittags 1 Stunde vor dem Essen und abends direkt vor dem Schlafengehen.

Von vielen Patienten wird das Brom in Form des *Sedobrol* „Roche" (Würfel mit 1,1 g Bromnatrium, geringer Kochsalzmenge, pflanzlichen Extraktivstoffen und Fett) bevorzugt; Dosierung: 1—3 mal täglich 1, abends 2 Würfel in heißem Wasser zu nehmen.

Gutbewährt erweist sich auch das *Sedormid* (ein Isopropyl-Allyl-Acetyl-carbamid), das tagsüber 1—3mal in der Menge von je 1 Tablette, abends in der Dosis von 2 Tabletten à 0,25 genommen werden soll.

Erscheint es angezeigt, *Brom in Verbindung mit einem Ovarialpräparat* zu verordnen, so gebe man *Ovobrol*tabletten (1,1 Natr. bromat. mit Ovoglandol) in der Dosis von 1—2 Tabletten mehrmals täglich.

Die Kombination von *Jod und Brom*, welche von HAMBURGER und von NOACK für *Ohrenkranke* empfohlen wird, wird durch das *Brojosan* (Dragées zu je 5 mg Jod und 30 mg Brom) repräsentiert. Dosierung: 3 mal täglich 2—4 Dragées.

Die bekannten mannigfachen Vorzüge des *Baldrians* können außer durch Brom auch durch die beruhigend wirkenden Bestandteile des *Hopfens* (Lupulinsäure; Humulen) unterstützt, bzw. ergänzt werden. Eine Kombination des Baldrians (als Valeriana-Dialysat) mit Hopfenbestandteilen stellen die *Hovatabletten* dar, deren Wirkung bei nervösen Reizzuständen von MATTAUSCHEK geschätzt wird. Dosierung: täglich 4—6 *Hovatabletten* oder *Hovaletten*.

Ein beruhigendes Mittel von großem Wert ist das *Luminal*, das als Sedativum und Antispasmodikum, eventuell auch als leichtes Narkotikum gebraucht wird.

Man kann zunächst *Luminaletten* (1 Tablette enthält 0,015 Luminal) versuchen und erst, wenn diese nicht wirksam genug sind, zur Verschreibung des Luminals in Dosen von 0,1—0,3 schreiten. Bei größeren Dosen (die Maximaleinzeldose beträgt 0,4, die Maximaltagesdose 0,8) sind toxische Erscheinungen (Schlafsucht, scharlachartige Exantheme, zu gewärtigen.

In manchem Falle von angioneurotischem Ohrensausen hat sich mir die von STIEFLER bei Migräne gerühmte Kombination von kleinen Luminaldosen (à 0,025 mit 0,3 Rad. Valerian. pro dosi) der Brommedikation deutlich überlegen gezeigt,

Bei Kopfschmerz und Druckgefühl im Ohr versuche man abends *Luminal mit Phenacetin und Coffein*, z. B.:

```
Rp. Luminal                    0,1
    Natr. bromat.              0,5
    Phenacetin                 0,3
    Coffein                    0,1
    M. f. pulv. D. tal. dos. Nr. X.
    S. abends 1 Pulver zu nehmen.
```

Bei Erregungszuständen, die mit Schlaflosigkeit und spastischen Zuständen einhergehen, erscheint es nach H. NEUMANN von Vorteil, das *Luminal mit Strontium bromatum*, einem peripher und zentral am Nervensystem angreifenden Mittel, eventuell auch unter Zusatz von *Codein* zu verordnen, z. B.:

```
Rp. Luminal                    0,15
    Strontii bromat.          10,0
    Codein. phosphor.          0,2
    Aqu. dest.               150,0
    M. D. S. 3 mal tägl. 1 Eßlöffel voll
        (in Flüssigkeit).
```

In Fällen, bei welchen eine Indikation für das *Theobromin* besteht, kann man das *Luminal in Verbindung mit Theobromin* geben, z. B. als

Theominal (Tabletten mit einem Gehalt von 0,03 Luminal und 0,3 Theobromin); Dosierung: 3 Tabletten à 0,33 täglich.

Als Hypnotikum von sehr guter Wirkung ist das dem Luminal nahestehende *Phanodorm*, eine tetrahydrierte Äthyl-phenylbarbitursäure (ein hydriertes Luminal) anzuführen, das in der Menge von 0,2 (in heißer Flüssigkeit verabreicht) bei Kranken, deren Schlaf durch heftige Ohrgeräusche beeinträchtigt wird, bestens empfohlen werden kann.

Auch ein Eßlöffel von *Somnospasmosan* (Somnacetin-Spasmosan) beeinflußt nervöse Unruhe und Schlaflosigkeit Ohrenkranker sehr gut.

In schweren Fällen können sich Schlafstörungen infolge der mit ihnen verbundenen Steigerung der allgemeinen Erregbarkeit bei Individuen, welche an Ohrensausen leiden, in einer gewaltigen Intensitätszunahme dieser Geräusche bis zur schwersten Qual auswirken.

Da soll zur Erzielung einer *Schlafbesserung* abends 1—2 Tabletten *Adamon* à 0,5 oder *Adalin* (1—2 Tabletten à 0,5) gegeben werden.

In Fällen, bei welchen der Schlaf infolge *schmerzhafter Sensationen* gehindert ist, empfiehlt sich die Verordnung von *Veramon* (eine Kombination von Veronal mit Pyramidon im Verhältnis 1:2): 1 Tablette à 0,4 in einer Tasse Orangenblütentee oder von *Allonal* (*Allional*), d. i. eine Kombination von Pyramidon mit Isopropylpropenylbarbitursäure: abends 2 Tabletten.

Auch für das *Ohrensausen* gilt, wie für viele funktionelle Störungen die Erfahrungstatsache, daß es reflektorisch durch *verschiedene Organerkrankungen* heraufbeschworen werden kann. Daraus ergibt sich die unerläßliche Forderung, in jedem Fall von Ohrensausen einen exakten somatischen Gesamtbefund zu erheben, um eventuell bestehende Organerkrankungen ausfindig machen zu können, durch deren Behandlung man dann auch eine günstige Beeinflussung des Ohrensausens erwarten darf. Ganz besondere Aufmerksamkeit ist in dieser Hinsicht der *Nase*, dem *Magen-Darmtrakt* und den *Sexualorganen* zuzuwenden.

Bestehen in der *Nase* pathologische Verhältnisse, welche die Nasenatmung behindern, so müssen sie therapeutisch entsprechend angegangen werden; auch die vielfach bestehende Überempfindlichkeit der Nasenschleimhäute muß sorgfältig in Rücksicht gezogen werden. Bei Nasenbeschwerden *vasomotorischen Charakters*, bei welchen anfallsweise auftretende Schleimhautschwellungen oft auch starke Ohrgeräusche bedingen, sieht man unter einer erfolgreichen Beeinflussung des rhinologischen Prozesses durch *Rhinostopinjektionen* (STERNBERG, SUGAR) gleicherzeit eine Besserung der Ohrgeräusche eintreten.

Weitgehende Beachtung erheischen die — aus zirkulatorischen Korrelationen sich ergebenden — Beziehungen zwischen den Vorgängen im *Verdauungsapparat und dem Gehörorgan*. Die große Bedeutsamkeit dieses Konnexes erhellt aus dem Antagonismus der Blutdurchströmung des abdominellen Gefäßsystems einerseits und der peripheren, insbesondere auch der cerebralen Gefäßbezirke andererseits. So sei an den von FEDERN als „partielle Darmatonie" beschriebenen Zustand erinnert, der unter gewissen Umständen eine Reizung des Splanchnicus, eine Erhöhung der Widerstände in den Darmgefäßen und eine Blutdrucksteigerung zur Folge haben kann.

Ein durch die besonderen Beziehungen zwischen bestimmten Magenstörungen und der Herzfunktion zustande kommendes Krankheitsbild hat auch ROEMHELD beschrieben (gastrocardialer Symptomenkomplex).

KISCH beobachtet bei Hypertonikern das relativ häufige Vergesellschaftetsein von lokaler Fettanreicherung mäßigen Grades an den Bauchdecken, abnormer Gasansammlung im Digestionstrakt (die zu Zwerchfellhochstand und dadurch zu einer Querlagerung des Herzens und Lageveränderung des Gefäßbandes führt), leerem Aufstoßen, Flatulenz, meist ungenügender Stuhlentleerung mit Kreislaufbeschwerden (Kurzatmigkeit, Präkordialangst, oft auch Unregelmäßigkeiten des Herzschlages, Angina pectoris ähnlichen Attacken) und spricht da von einem „kardio-intestinalen Symptomenkomplex", welchen er auf eine Splanchnikotonie zurückführt. Dieser Gruppe von Krankheitserscheinungen gehören Ohrensausen und Schwindel außerordentlich häufig an, ein Umstand, der sich aus dem mächtigen vasomotorischen Einfluß des Nervus splanchnicus auf den abdominellen Kreislauf und der Beziehung des letzteren zu der Blutversorgung der cerebralen Regionen erklärt.

Bei derlei Zuständen leisten manchmal schon einfache Darmdesinfizientia und leichte Purgativa gute Dienste. Sehr gut haben sich mir in solchen Fällen bewährt: das Eucarbon (PAULI), eine Kombination von Sulfur depurat., Folia Sennae, Carbo ligni, Ol. menth. et foeniculi (Dosierung: 2mal täglich je 2 Tabletten), das Vacarbon (Carbo animalis mit Menth. valerian.), das in Presselettes à 0,25 nach den Mahlzeiten in der Menge von täglich 4—6 Stück gegeben wird, das Magnesiumperhydrol (Magnesiumsuperoxyd mit 25% MgO_2, das im Körper Sauerstoff abspaltet): in der Dosis von 2mal täglich 2 Tabletten à 0,5, sowie das Intestinol „Henning" (eine Kombination von Secretin, Pankreatin, gallensauren Salzen und Tierkohle), in der Dosis von 3mal täglich 1—2 Dragées.

In Fällen, bei welchen — im Rahmen des „kardio-intestinalen Symptomenkomplexes" — starke kongestive Zustände in dem intrakraniellen Gefäßgebiet vorherrschen, wird man nach dem Vorschlag von KISCH mit dem Gebrauch von „Mittelsalzen", und zwar in Form der kalten alkalisch-salinischen Säuerlinge (Glaubersalzquellen) oder in Form des in kaltem Wasser aufgelösten natürlichen Glaubersalzes, bzw. des Sal carolinum factitium, gute Erfolge erzielen können; die Anwendung soll durch 4—6 Wochen konsequent erfolgen.

Bei Arteriosklerotikern, die in ihrem Ernährungszustand stark herabgekommen sind, empfiehlt HERZ, um eine bessere Ausnützung der Nahrung zu erzielen, neben Diuretin oder Jod, eventuell unter Heranziehung physikalischer Heilmethoden, auch *Pankreon* (3—4mal täglich je 1 Tablette à 0,25) verabreichen zu lassen, und glaubt, die damit erzielten günstigen Wirkungen auf eine Besserung des Allgemeinbefindens, zum Teil auch auf eine Besserung der Verdauungsstörungen zurückführen zu dürfen.

Von dem gleichen Gedanken geleitet, auf Grund dessen HERZ das *Pankreon* bei abgemagerten Arteriosklerotikern zur Anwendung brachte, habe ich dieses Mittel in mehreren Fällen, die auf Diuretin nicht reagiert hatten, verordnet und konnte bei einigen dieser Kranken, bei welchen sich dabei die Magen- und Darmtätigkeit besserte, auch eine Milderung der cerebralen Krankheitserscheinungen, darunter vor allem auch des Ohrensausens beobachten.

In manchen Fällen von Ohrensausen wird die erfolgreiche Behandlung von Störungen des *Sexualapparates* auch einen Gewinn hinsichtlich der Ohrbeschwerden verzeichnen lassen können.

Diesbezüglich sei hier auf die Berücksichtigung vorliegender *menstrueller Anomalien* (näheres s. S. 35 und 36), auf den Einfluß der *Gravidität* (s. S. 37) und vor allem auf die Bekämpfung *klimakterischer Beschwerden* (s. S. 38) hingewiesen.

Ohrgeräusche in den Wechseljahren, die nicht selten zugleich mit den anderen klimakterischen Beschwerden eine ganz besondere Heftigkeit erlangen, mindern sich oft in ganz bedeutendem Maße durch den Gebrauch von *Klimasan* (3mal täglich 1 Tablette), *Prokliman* (1 bis 2mal täglich 2 Tabletten), *Klimakterin* (3mal täglich 2 Bohnen), also von Präparaten, welche entweder schon mit organotherapeutischen Mitteln kombiniert sind oder mit Ovarialpräparaten zusammen verordnet werden. Auch die Darreichung von Cholin kann hier in Form des *Sedicyl* (3mal täglich 1—2 Tabletten) am Platze sein.

Es sei an dieser Stelle nochmals des bereits mehrfach erwähnten *Polyhormon* gedacht, das von FRIEDLÄNDER und SOMMER vor allem bei *klimakterischem Ohrensausen* gerühmt wird; man gibt 3mal täglich je 1 Tablette nach dem Essen und dazu jeweils auch 1 Tablette Klimasan. Auch das *Progynon* sei ob seiner günstigen Wirkung neuerdings angeführt.

Besteht Schlaflosigkeit, so empfiehlt es sich, außer diesen Präparaten vor dem Schlafengehen 1 Eßlöffel einer Lösung von 10% Bromnatrium, 1,5% Natr. diäthyl-barbituric. und 0,15% Codein. muriat. (am besten in etwas gesüßtem Baldriantee) zu geben (FRIEDLÄNDER und SOMMER).

Besondere Aufmerksamkeit verlangen schließlich auch alle Krankheitserscheinungen der *Neurasthenia sexualis*. Vor allem sei auf die zweifellose Bedeutung der *Masturbation* und anderer Anomalien der

Sexualsphäre hingewiesen, die auf dem Wege einer Alteration der gesamten vasomotorischen und psychomotorischen Apparate die Gefäßinnervation nachteilig beeinflussen und so die Entstehung, bzw. die Verstärkung subjektiver Ohrgeräusche begünstigen. Aus all dem ergibt sich die zwingende Notwendigkeit, in allen Fällen von Ohrensausen auch nach jenen Faktoren zu forschen, welche die sexuelle Betätigung und ihre Art (Präventivverkehr) betreffen.

Die Erörterung der internen Behandlung der *Ohrgeräusche* wäre unvollkommen, würden nicht auch die zu ihrer Ergänzung unerläßlichen *diätetischen und balneotherapeutischen Maßnahmen* — wenigstens in Kürze — zur Sprache gebracht werden. Daß auch die diätetischen Vorschriften, die Heranziehung balneologischer und klimatischer Heilfaktoren streng individualisierend erfolgen müssen und unter ständiger Kontrolle ihrer einzelfalls sich geltend machenden Wirkungsweise vorzunehmen sind, bedarf wohl keiner besonderen Betonung.

ZAK verweist gelegentlich seiner Ausführungen über die Therapie nervöser Zustände des Gefäßapparates auf die Studien von GÄNSLEN, denen zufolge eine länger dauernde exzessive Fleischkost eine capillarmikroskopisch nachweisbare Erweiterung, Oberflächenvergrößerung und vermehrte Blutfülle des capillären Zirkulationsgebietes zur Folge hat. Die Capillaren erleiden Knickungen und Schlängelungen und es bilden sich an ihnen Erweiterungen (Capillaraneurysmen), die der Capillarströmung erhebliche Hindernisse entgegenstellen. Diese Veränderungen bilden sich durch vegetabilische Kost weitgehend zurück; die periphere Blutfülle mindert sich, die Capillaren strecken sich wieder und ihre Schlängelungen gleichen sich aus. Es ergibt sich somit, daß die *vegetabilische Kostform unter Umständen für die Entlastung der peripheren Gefäßabschnitte von großer Bedeutung ist*, ein Umstand, der auch von seiten des Otiaters in Fällen kardiovasaler Provenienz der subjektiven Ohrgeräusche nicht außer acht gelassen werden darf.

Weiter betont ZAK die Stoffwechselwirkung einer eiweißreichen Kost und die dem Eiweiß an sich zukommenden spezifisch-dynamischen Wirkungen auf die Verbrennungsvorgänge, sowie auf die innersekretorischen Reaktionen, um daraus den Vorteil einer gewissen Einschränkung der Calorienzufuhr und der Vermeidung abundanter Nahrungsaufnahme für den Kreislauf klarzulegen. So bezeichnet er die von KARELL empfohlene Einschaltung von „Milchtagen" unter Beobachtung von Bettruhe als eine kreislaufschonende Maßnahme, deren Wirkung in dem Besserbefinden der Kranken oft in deutlicher Weise zum Ausdruck gelangt. Auch daran wird gegebenenfalls in den diätetischen Verordnungen beim Ohrensausen zu denken sein.

Mit großem Nachdruck wies auch DATTNER auf die Bedeutung des Ernährungsfaktors für die Beeinflussung kardiovasculärer und angioneurotischer Störungen hin und legt Wert darauf, daß jedes Übermaß von Eiweißkost, welche durch die Einwirkung alimentärer Noxen und gastrointestinaler Schädlichkeiten den Kreislauf überlasten und überdies auch Toxikosen bewirken kann, bei derlei Kranken vermieden werde.

Von unzweifelhaftem Wert sind bei Ohrgeräuschen die Methoden der *Hydrotherapie* und der ihr nahestehenden Behandlungsmethoden, deren Effekt wir jenem einer unspezifischen Reizkörpertherapie gleichstellen können. Da sie als eine schätzbare Ergänzung der internen Medikation in den Rahmen der vorliegenden Darstellung gehören, sei hier das Wichtigste wenigstens kurz skizziert.

Auch hier muß wieder das Prinzip der *unbedingten Individualisierung* streng befolgt werden, da die individuelle Reizbereitschaft und Reaktionsweise der betreffenden Kranken ja sehr verschiedenartig sein kann.

Bei der *Verordnung hydriatischer Prozeduren* muß stets bedacht werden, daß der *Blutdruck*, dessen Beziehungen zu den subjektiven Ohrgeräuschen außer jedem Zweifel stehen, durch sie sinnfällig beeinflußt wird, und zwar *erhöhen Kaltprozeduren* (insbesondere wenn gleichzeitig Duschen, Abreibungen usw. angewendet werden) im allgemeinen *den arteriellen Druck* (wahrscheinlich durch die Erhöhung der peripheren Widerstände), während *Warmprozeduren* den *Blutdruck* nach einer initialen Steigerung *gewöhnlich heruntersetzen*.

So machen sich länger dauernde *lauwarme Vollbäder* (34—36°) öfter durch eine Intensitätsminderung der Ohrgeräusche wohltuend geltend. Durch Zusatz aromatischer Substanzen (Kiefernadelextrakt, Fichtennadelextrakt, Kamillenabkochungen — etwa 15 dg pro Bad — usw.) kann das Bad angenehmer gestaltet, gegebenenfalls auch durch nachfolgende laue Teilwaschungen oder Teilabreibungen, bzw. Übergießungen in seiner Wirkung verstärkt werden. Man verordnet 2—3 solcher protrahierter lauwarmer Bäder wöchentlich, an den übrigen Tagen läßt man morgens (noch im Bett) eine Teilabreibung mit Franzbranntwein und warmem Wasser (zu gleichen Teilen gemischt) vornehmen. Viele Kranke, die morgens mit eingenommenem Kopf und starkem Ohrensausen erwachen, empfinden nach solchen Abwaschungen, denen noch eine etwa halbstündige Bettruhe folgen soll, eine wesentliche Erleichterung.

In anderen Fällen wird man von *kühlen Wasserprozeduren* unter der tonisierenden Wirkung des Kältereizes auf die Kreislauffunktion bessere Effekte sehen als nach Wärmeapplikationen.

Im allgemeinen wirken Kältereize im Sinne einer Sympathikotonisierung, Wärmereize — insbesondere warme Bäder — als Vaguserreger (LAQUEUR). Durch kalte Bäder wird, ganz ähnlich dem Adrenalin, der Serumeiweißgehalt und die Viscosität des Blutes erhöht, durch warme Bäder erfahren beide Faktoren, gleich der Atropinwirkung, eine Verminderung (STAHL).

Bemerkenswert ist auch, daß lauwarme Bäder und Wärmeprozeduren — soweit sie nicht zu ermüdender Wärmestauung führen — die geistige Leistungsfähigkeit, offenbar infolge einer besseren Durchblutung des Gehirns, oft erhöhen.

In einzelnen Fällen sah ich — wahrscheinlich als Folge einer Entlastung des intrakraniellen Kreislaufs — nach *kurzdauernden kühlen Sitzbädern* eine Abnahme auch heftiger Ohrgeräusche. Sie vermehren (nach WINTERNITZ infolge sekundärer Erweiterung, nach BRUHNS und O. MÜLLER infolge einer primären kompensatorischen Erweiterung bei Verengerung der Hautgefäße) die Blutfülle im Abdomen. Man lasse das Sitzbad in einer anfänglich 30—25° betragenden Temperatur, welche dann innerhalb der etwa 3—5 Minuten währenden Dauer des Bades unter Zufluß von kaltem Wasser um etwa 5—10° abgekühlt wird, nehmen.

Manchmal bewährt sich die Prozedur der *wechselwarmen Fußbäder* ganz überraschend gut. Die Füße werden zunächst für 1—2 Minuten in heißes Wasser (30—40°) und dann für 10—20 Sekunden in kaltes Wasser gesteckt, hierauf wieder in heißes Wasser usw. Die Dauer der ganzen Prozedur soll ungefähr 5—10 Minuten betragen. Anschließend an diese wechselwarmen Fußbäder oder abwechselnd mit ihnen lasse man feuchte Wadenumschläge machen, die über Nacht liegenbleiben.

Eine vorteilhafte Änderung der Blutzirkulation läßt sich durch die *Kohlensäurebäder* erzielen, welche kardiotonisch und den Gefäßtonus herabsetzend wirken; man läßt sie — in einer Gesamtzahl von 15—20 — 3—4 mal wöchentlich nehmen, und zwar ist es ratsam, mit einer Temperatur von 33—34° und einer Dauer von 10 Minuten beginnen zu lassen und allmählich auf eine Temperatur von 28° herunter- und auf eine Dauer von 15 Minuten hinaufzugehen. Am besten werden die Kohlensäurebäder morgens etwa 1 Stunde nach dem (leichten) Frühstück und mit nachfolgender einstündiger Bettruhe gebraucht. Bei hochgradiger Hypertonie oder bei großer nervöser Übererregbarkeit nimmt man lieber Abstand von der Verordnung der Kohlensäurebäder. Jedenfalls ist bei jeder Kur mit Kohlensäurebädern auf die jeweils eintretende Wirkung gut zu achten und ihre Fortsetzung bei der geringsten Verstärkung der Ohrgeräusche zu unterlassen.

Ungünstig wirken im allgemeinen auf Ohrgeräusche kalte Übergießungen des Kopfes und Kopfduschen, während Knie-, Schenkel und Rücken-Nackengüsse von kurzer Dauer (1 Minute) manchmal gute Dienste leisten. *Seebäder werden fast ausnahmslos schlecht vertragen!*

Bezüglich der Empfehlung *klimatischer Kuren* für Ohrenkranke mit subjektiven Ohrgeräuschen ist an dem Grundsatz festzuhalten, daß die Wahl des Aufenthaltsortes sich nach dem Kranken und nicht nur nach der Ohrenkrankheit zu richten hat. Es sind hier nicht allein die konstitutionellen Eigenheiten jedes einzelnen Patienten, sondern auch sein Allgemeinzustand, vor allem die Reaktionsweise der nervösen Apparate und des Zirkulationssystems zu berücksichtigen. Im allgemeinen kann man sagen, daß für Ohrenkranke, welche an Ohrensausen leiden, ein Aufenthalt in Höhenlagen zwischen 700—1200 m, doch immer nur in windgeschützten, am besten auch in landschaftlich abwechslungsreichen und schönen Gegenden (wichtiges psychisches Moment!) empfehlenswert erscheint. An solchen Orten sind günstige physiologische Wirkungen auf den Kreislaufapparat, auf die Blutbildung und auf den Stoffwechsel zu erhoffen und somit auch die vorteilhaftesten Beeinflussungen der Ohrbeschwerden zu erwarten.

Die Indikationen und Kontraindikationen ergeben sich da aus den jeweils bestehenden individuellen Verhältnissen. Es muß aber doch betont werden, daß — wie vielfältige Erfahrung lehrt — Höhenlagen über 1200 m und Orte, die starken Winden ausgesetzt sind, aber auch solche, die heiß und trocken sind, für Kranke mit erhöhtem arteriellen Blutdruck, für solche mit Neigung zu kongestiven Zuständen und zu Tachykardie, weiter für Kranke mit konstitutionell geringer Resistenzfähigkeit ungünstig sind und daher unbedingt widerraten werden müssen.

Besonders hervorgehoben sei nochmals, daß der Aufenthalt an der See jedem an Ohrensausen Leidenden sowohl hinsichtlich seiner Ohrbeschwerden wie auch hinsichtlich seines Allgemeinbefindens von Nachteil ist.

Zum Schlusse sollen noch betreffs der *Lebensweise* jener Kranker, welche an Ohrengeräuschen leiden, einige *hygienische Allgemeinmaßnahmen*, deren Befolgung zweckmäßig erscheint, angeführt werden:

Es ist bekannt, daß subjektive Ohrgeräusche ganz besonders abends und nachts — bei völliger Ruhe der Umgebung — oft quälend exacerbieren und durch ihre Heftigkeit das Einschlafen behindern, beziehungsweise den Schlaf stören. Es muß daher vor allem dahin gewirkt werden, daß solchen Kranken in den Abendstunden alle erregenden Momente oder Einflüsse tunlichst fernzuhalten sind.

Wenn Marburg in seiner Abhandlung „Der Schlaf, seine Störungen und deren Behandlung" die Notwendigkeit einer richtigen Auswahl des Abendessens (Vermeidung zu später und zu reichlicher Mahlzeit sowie des Alkohols), den Vorteil einer Darmentleerung vor dem Zubettgehen, die Beachtung einer entsprechenden Temperatur (nicht unter 17,5 °) in dem — gut gelüfteten — Schlafzimmer, die Vorwärmung des Bettes mittels einer Wärmflasche am Fußende des Bettes als wichtige Faktoren in der Prophylaxe der Schlaflosigkeit hervorhebt, so erscheint es einleuchtend, alle diese Momente auch für unsere Ohrenkranken zu postulieren.

Bezüglich der Frage, ob bzw. in welchem Ausmaß einzelfalls ein Entsagen von *Alkohol, Kaffee, Nicotin* usw. anzuraten ist, ist — abgesehen von dem jeweils bestehenden subjektiven und objektiven Krankheitsbilde — immer noch das Moment mit in Rechnung zu ziehen, welche Wirkung ein derartiges Verbot auf die Gemütslage des betreffenden Kranken gerade ausübt. In dieser Richtung scheint mir der Standpunkt beachtens- und befolgenswert, welchen E. ZAK in einem Vortrag über die Therapie der nervösen Zustände des Gefäßsystems zum Ausdruck gebracht hat: „man werde hier, wo ja nach der individuellen Eigenart Giftwirkung und Genußwirkung nahe beieinanderliegen können, nicht bloß die schädigende Seite, sondern auch das persönliche Wohlbefinden berücksichtigen müssen". Dementsprechend glaube ich, man werde bei entsprechender Beurteilung der jeweils vorliegenden Umstände nicht selten mit der Genehmigung einer Tasse Kaffee, einer kleinen Menge Alkohol oder einer Zigarre weit mehr erreichen können als mit einem starken, unbarmherzigen Verbot dieser schädlichen Genußmittel.

Der otogene Schwindel.

Von einer internen Behandlung des Schwindels kann selbstverständlich nur dann die Rede sein, wenn solche Ohrerkrankungen ausgeschlossen werden können, welche eine instrumentelle Behandlung notwendig erscheinen lassen, bzw. unerläßlich bedingen. Insbesondere sind es die bei akuter und chronischer Mittelohreiterung auftretenden, durch Vordringen des entzündlichen Prozesses an das Labyrinth, bzw. durch Übergreifen auf das Labyrinthinnere hervorgerufenen Schwindelanfälle, bei welchen mit der Eventualität eines sofortigen chirurgischen Eingreifens gerechnet werden muß.

Ist das Mittelohr intakt, so handelt es sich vor allem darum, durch eingehende anamnestische Erhebungen und durch eine alle ätiologischen Momente berücksichtigende interne und neurologische Untersuchung die Ursache des Schwindels zu ergründen.

Das charakteristischste Krankheitsbild bietet der typische MENIÈREsche Symptomenkomplex mit dem apoplektiformen Auftreten von Ohrensausen, Taubheit, Schwindel, Übelkeit und Erbrechen dar. Dieses Krankheitsbild wird durch alle jene Krankheitsvorgänge ausgelöst, welche zu einer plötzlichen Funktionsausschaltung des Innenohres führen.

Vor allem sind es *Innenohrblutungen*, welche im Falle größerer Ausdehnung auf einmal zu Taubheit und labyrinthärer Unerregbarkeit führen. Die Ursachen solcher Blutungen sind besonders in den zur Gruppe der *hämorrhagischen Diathesen* gehörenden Erkrankungen gegeben. Nach ALEXANDER ist die klassische Erstbeobachtung MENIÈRES (1861) als eine Innenohrblutung bei akuter Leukämie zu deuten. Eine große Bedeutung in der Ätiologie der Innenohrblutungen spielt ferner die *Arteriosklerose*. Insonderheit ist da auch an die luetische Erkrankung der Arteria auditiva zu denken.

Auch Erkrankungen der Niere (chronische Nephritis, Nephrosklerose) werden auf der Suche nach der Ätiologie einer Innenohrblutung nicht außer acht zu lassen sein.

Die gleichen Krankheitserscheinungen, wie sie durch eine Labyrinthblutung hervorgerufen werden, können auch als Folgen *hämorrhagischer, encephalitischer, encephalomalacischer Herde, Abscesse oder Neubildungen* auftreten, welche den *Nervenstamm schädigen oder die akustischen Zentren treffen.*

Zu erwähnen sind ferner toxische Schädigungen des Nervus acusticus durch *exogene und endogene Giftstoffe*, welche — je nachdem, ob sie seinen vestibulären Ast allein, oder ob sie seine beiden Äste in Mitleidenschaft ziehen, — Schwindel oder Schwindel und Hörstörungen hervorrufen.

Ich verweise hier auf das Kapitel „Neuritis toxica“ (S. 58) und erinnere nur noch an die bei *Grippe-Encephalitis* mitunter als ihr Initialsymptom beobachteten toxischen Cochlear- und Vestibuläraffektionen.

Von großer Bedeutung ist insbesondere auch die *Syphilis* für das Ohr. Labyrinthäre Reizerscheinungen können bei der *hereditären Lues* vorkommen und bei der *erworbenen Lues* auftreten. In den Fällen letzterer Art kann es sich um eine luetische Neuritis des N. octavus, um eine luetische Meningoencephalitis oder — wie bereits erwähnt — um eine regionäre Erkrankung der Arteria auditiva interna handeln.

Plötzliche Schwindelanfälle ergeben sich auch aus *spastischen Kontraktionen der Arteria auditiva interna bei cerebraler Arteriosklerose.*

Sehr häufig resultieren Schwindelanfälle aus *angiospastischen Vorgängen auf vasomotorischer Grundlage.*

Vor allem wiesen Kobrak, Leidler und Loewy, Stein und Bénési auf die Beteiligung des Innenohres an der Labilität des vegetativen Nervensystems unter Vermittlung der Gefäßnerven hin.

Kobrak bezeichnet solche Schwindelanfälle, die vor allem im *Klimakterium* und bei *Nicotinismus* auftreten, als *vegetativneurotische*, bzw. *angioneurotische Octavuskrisen*. Brunner benennt dieses Krankheitsbild „*Otitis interna vasomotoria*“.

Bei exzessiven labyrinthären Reizerscheinungen kann es zu sekretorischen Anomalien, also zur Transsudation und hämorrhagischen Diapedese (im Labyrinth, in den Plexus und in den Arachnoidealzisternen), und zum Schwindel kommen; von der Intensität und der Dauer des Reizes, von dem Grade der Alteration der nervösen Steuerung, von dem Zustand des arteriellen Systems und von der Beschaffenheit des den Reiz aufnehmenden Endorgans hängt es ab, bis zu welchem Ausmaß die pathologischen Prozesse fortschreiten und welchen Ausgang sie nehmen.

Weiter sind Schwindel- und Nystagmusanfälle zu erwähnen, welche bei ganz bestimmten Körper- (Kopf-) Lagen (besonders in Rücken- und Seitenlage) auftreten und entweder vom *Otolithenapparat* ausgelöst werden oder unter der Beteiligung der *Zentren des Vestibularis* (wie durch eine Encephalitis im Gebiet der spinalen Acusticuswurzel oder des Kleinhirns nach akuten und chronischen Infekten) zustande kommen.

Nicht zu vergessen sind in der lateralen und dorsalen Partie der Medulla oblongata lokalisierte Krankheitsherde (multiple Sklerose, Syringobulbie, intrabulbäre Tumoren, Embolie oder Thrombose der Arteria cerebelli posterior inferior).

Die vielfachen Ursachen des Schwindels zeigen uns die Notwendig-keit, in jedem Einzelfall alle ätiologischen Möglichkeiten eingehend zu erwägen, und die Unerläßlichkeit einer exakten und durchgreifenden klinischen Untersuchung, um eine zuverlässige Grundlage für die ein-zuschlagende Therapie zu gewinnen.

Liegt ein *entzündlicher Mittelohrprozeß* vor, so erscheint die *interne Behandlung eines Schwindelanfalls nur dann statthaft, wenn die klinische Prüfung der Krankheitssymptome die Diagnose einer serösen Labyrinthitis oder einer circumcsripten Labyrintheiterung* ergibt. Daß hierbei die *schärfste Kontrolle des Krankheitsbildes ein unbedingtes Erfordernis* ist, braucht nicht erst besonders betont zu werden.

Der Kranke wird unter Einhaltung strengster Ruhe im dunklen Zimmer gehalten; er findet meist selbst jene Körperlage heraus, bei welcher das Schwindelgefühl am geringsten ist. Die Kost soll flüssig und unter möglichster Vermeidung körperlicher Bewegung löffelweise eingenommen werden. Wichtig ist die Sorge für ausgiebige, regel-mäßige und anstrengungslose Stuhlentleerung. Beruhigend wirken große Dosen von *Brom*, auch *Allonal*, von welchem 2—3 Tabletten à 0,16 zu geben sind, oder *Luminal* (0,2—0,3) mit warmer Flüssigkeit verab-reicht. Gemildert wird der üble Zustand auch durch *Veramon* oder *Pantopon* in Form von Suppositorien, letzteres auch subcutan injiziert.

Bei starkem Brechreiz kann man mehrmals täglich 1—3 Kaffee-löffel einer Lösung von *Chloroform* (10 Tropfen in 150,0 Aqu. dest.), nehmen oder *Chloralhydrat* 2—3 g! pro dosi in Klysmenform applizieren lassen.

Um das zentrale Brechzentrum außer Tätigkeit zu setzen, versuche man *Vasano* oder *Nautisan*.

Vasano, das aus camphersauren Salzen der Mandragora-Alkaloide besteht, wird in Dragées à 0,005 oder in Suppositorien (à 0,001) 3—4mal täglich gegeben.

Nautisan (75% Trichlorisobutylalkohol + 25% Trimethylxanthin) wird in Perlen zu 0,4 oder in Suppositorien (für Erwachsene in der Dosis fortior zu 1,0) mehrmals täglich verordnet.

Handelt es sich um eine vestibuläre Erkrankung auf *toxischer* Grundlage, so ist es das allererste Gebot, den ursächlichen Giftstoff so rasch wie möglich zur Ausscheidung aus dem Körper zu bringen. Abgesehen von der Anwendung jener therapeutischen Maßnahmen, die einer *raschen Eliminierung des Giftes via Darmtrakt* dienen, entspricht die Anregung der *Diaphorese* dieser Forderung in besonderem Maße. Bezüglich der hier in Betracht kommenden Therapeutica sei auf S. 58 verwiesen.

Sehr günstig ist das therapeutische Ergebnis in Fällen von *Lues*. Insbesondere der Einführung der Salvarsanbehandlung danken wir sowohl bei den heredoluetischen wie bei den durch erworbene Lues hervorgerufenen Innenohraffektionen befriedigende Behandlungserfolge. (Über antiluetische Maßnahmen s. S. 90.)

Sehr häufig ist das Auftreten von Schwindelanfällen durch eine *abnorme Reaktion des gesamten neurovasomotorischen Systems* bedingt. Derlei Anfälle sind — wie bereits erwähnt — Teilerscheinungen cerebraler Zirkulationsstörungen, welche auf der Basis einer allgemeinen konstitutionellen Anomalie (meist neuropathischer Natur) unter Vermittlung der intrakraniellen Durchblutungsverhältnisse Reiz- oder Erregungszustände, evtl. auch Ausfallserscheinungen des Vestibularapparates hervorrufen.

Schädlichkeiten, welche das vegetative Nervensystem treffen, können auf dem Wege der Vasomotoren durch *Vasoconstriction* oder *Vasodilatation* das statische System beeinflussen. In der Mehrzahl der Fälle handelt es sich um *angiospastische* Zustände, die den Schwindel verursachen; je nach dem Gefäßgebiet, in welchem Angiospasmen auftreten, treten einmal nur Schwindelanfälle, ein anderes Mal aber solche mit Anfällen von Ohrensausen, Kopfschmerzen (oft migräneartigen Charakters) oder anderen schmerzhaften Sensationen kombiniert oder mit ihnen alternierend auf.

Die Behandlung hat sich da zu erstrecken auf:

die Eliminierung, bzw. Bekämpfung der das vegetative Nervensystem treffenden Schädlichkeiten (toxische und infektiöse Einflüsse, endokrine Störungen) und

die Regulierung der vegetativen Übererregbarkeit und der Labilität des vasomotorischen Systems.

Bezüglich des ersten Punktes sei auf die bereits (s. S. 58) genauer besprochenen Richtlinien (Eliminierung der Giftstoffe mittels Diaphorese und auf dem Wege des Darmes) verwiesen und auf die betreffs der Behandlung der innersekretorischen Störungen im Kapitel „Die Otosklerose" (S. 35—41) gebrachten Darlegungen Bezug genommen.

Hinsichtlich des zweiten Punktes steht die *Ruhigstellung des neurovasomotorischen Systems* im Vordergrund.

Für den Anfall selbst ergibt sich die Notwendigkeit der Beruhigung der erregten psychischen und vasomotorischen Sphären durch Sedativa, vor allem durch *Brom* und *Luminal*.

ERBEN empfiehlt, den Reizzustand des Zentralnervensystems mittels *Brom* in der Weise zu bekämpfen, daß vormittags 3 g Brom und, falls nach einer Woche bei dieser Medikation noch keine wesentliche Besserung eingetreten ist, sogar 4—5 g verabreicht werden. Sobald Schlummersucht und eine fast schmerzhafte Müdigkeit in den Oberschenkeln auftritt, muß das im Körper aufgespeicherte Brom, das ja solchenfalls vor der Heilwirkung bereits eine toxische Wirkung gezeitigt hat, mittels großer Kochsalzgaben und mittels Schwitzbädern zur Ausscheidung gebracht werden, was innerhalb einer Woche vollkommen gelingt. ERBEN rät, die 3, bzw. 4—5 g Brom auf einmal, in einem Glas Wasser gelöst, innerhalb 5 Minuten nehmen zu lassen; bei Verabreichung der gleichen Bromdosis über mehrere Stunden verteilt würde eine mehr schlafmachende Wirkung erzielt werden anstatt einer Dämpfung der erhöhten labyrinthären Reizbarkeit.

Stellt sich eine Intoxikationswirkung des Broms ein, bevor der Schwindel aufgehört hat, so muß die weitere Brommedikation eingestellt und an ihrer statt *Luminal* gegeben werden (2mal täglich 0,05 oder abends 0,1—0,3 auf einmal).

Auch das *Phanodorm* (ein hydriertes Luminal), äußert in solchen Fällen (in der Dosis von 0,1 mehrmals täglich) eine befriedigende sedative, in der Menge von 0,2—0,4 genommen, eine gute hypnotische Wirkung.

An Stelle von Brom oder Luminal kann auch *Vasano* oder *Nautisan* in der Seite 77 angegebenen Dosierung verordnet werden.

Nach Abklingen der schweren Anfälle verordnet man tagsüber *Valeriana* in irgendeiner Form (als Tee, als *Tinctura valeriana aetherea*, *Validol, Valofin* oder *Baldriandispert* (eine Dragée = 20 Tropfen Tct. Valerian.) und lasse abends in den ersten Tagen 1—2 Tabletten *Sedormid* à 0,25 oder *Bromural* à 0,3 oder 1—2 Tabletten *Abasin* à 0,25 nehmen. Manchmal bewährt es sich, der Darreichung von *Luminal* in größeren Dosen eine solche in kleineren Mengen in Form der *Luminaletten* 3 mal täglich 1 Tablette) anzuschließen.

Im übrigen hat die Behandlung für eine entsprechende Beeinflussung der Blutzirkulation, bzw. für die Anbahnung einer günstigen Durchblutung des intrakraniellen Gefäßgebietes Sorge zu tragen.

Zu diesem Zwecke läßt man abends vor dem Schlafengehen mit Vorteil ein *Pyramidon-Coffeinpulver* (Pyramidon 0,3, Coffein 0,1) oder 1 Tablette *Migradon* (Trenka) (Guarana, Dimethylamidoantipyrin, Phenacetin) oder *Papaverin* (0,03) mit *Pyramidon* und *Coffein* $\overline{aa}$ 0,1 nehmen.

NADOLECZNY berichtet über günstige Wirkungen des *Migränin*.

Ergeben pharmakologische Testversuche das Vorwalten sympathicotonischer, bzw. vagotonischer Einflüsse, die mit der Auslösung von Labyrintherscheinungen in Zusammenhang zu bringen sind, dann kann das jeweils entsprechende Pharmakon therapeutisch verwendet werden (KOBRAK). In Fällen besonderer Vagusüberwertigkeit (Vagotonie) wird solcherweise *Atropin* oder *Suprarenin*, in Fällen überwiegenden Sympathicuswirkens (Sympathikotonie) aber *Pilocarpin* zur Behandlung heranzuziehen sein. KOBRAK empfiehlt auch, wie bereits erwähnt wurde, beim Bestehen gewisser Störungen innerhalb der vegetativen Funktionen — in deren Bereich ja die Gefäßinnervation gehört — sozusagen ein „*Training" des vegetativen Systems*, welches mittels einer über längere Zeit hin fortgesetzten milden Reizung in Form physikalischer Maßnahmen (Bäder, Ganzmassage), sowie mittels der Darreichung geringer Mengen *Pilocarpin* (2 mal täglich $^1/_2$—1 mg in Pillenform) erreicht werden soll.

In Anbetracht dessen, daß bei mangelhafter Vaguserregbarkeit Kalium- oder Natriumzufuhr, bei mangelhafter Sympathicuserregbarkeit Kaliumzufuhr erforderlich erscheint, rät KOBRAK, *Vagotonikern das Sympathicusreizmittel Calcium, Sympathikotonikern Kalium oder Natrium* zu verabreichen.

JOHOW versucht, die nervöse Übererregbarkeit bei *Menièrescher* Erkrankung durch Kalkanreicherung des Organismus mit intravenösen Injektionen von glykonsaurem Calcium „*Calcium Sandoz*" herabzusetzen. Die Injektionskur umfaßt ca. 10 Injektionen (alle 2—3 Tage eine Ampulle zu 10 ccm intravenös) und kann durch gleichzeitige Darreichung des Präparates in Form von Pulvern oder Tabletten ergänzt werden.

Die Blutdurchströmung des cerebralen Gefäßgebietes könnte nach KOBRAK mittels gewisser organotherapeutischer Präparate derart beeinflußt werden, daß bei *vasoconstrictorischen* Vorgängen im intrakraniellen Bereich *Epiglandolinjektionen* (jeden 2. Tag 1 Ampulle à 1,1 ccm intramuskulär), welche gefäßerweiternd wirken, und bei *vasodilatatorischen* Vorgängen *Hypophysenpräparate* (z. B. *Pituglandol*; $^1/_2$—1 Ampulle à 1,1 ccm subcutan oder intramuskulär), welche gefäßverengernd wirken, verabfolgt werden.

Handelt es sich um eine *Hypertonie* funktioneller oder organischer Genese, so ist die erforderliche Blutversorgung der notleidenden cerebralen Bezirke am besten durch eine *Theobrominmedikation* erreichbar. Man gibt entweder *Calcium-Diuretin* (3 mal täglich 0,5 in Tabletten) oder *reines Theobromin* (2—3 mal täglich 0,3—0,5). Die Theobromindarreichung macht sich auch bei den Schwindelanfällen Klimakterischer (in der Form von Klimasan, Prokliman oder Klimakterin) oft sehr vorteilhaft bemerkbar.

In Fällen von leichterer Arteriosklerose sah ich von *Vasotonin* (s. S. 53) nebst einer günstigen Beeinflussung der Innenohrsymptome auch eine Besserung des Schwindels.

Auch die *Nitrite* (s. S. 49) und ebenso das *Kallikrein* (s. S. 54) sind bei hartnäckigem, angiospastisch bedingtem Schwindel indiziert.

Bestehen trotz systematischer Anwendung derartiger Mittel die Schwindelanfälle weiter, oder dauern Nacherscheinungen stärkeren Grades (Unsicherheitsgefühl, Empfindung des Trunkenseins, Kopfschmerz) fortgesetzt an, so erscheint der Versuch einer *Chininkur* geboten. Man läßt da 0,2 Chinin. muriat. pro die nehmen:

> Rp. Chinin. muriat. 6,0
> Succ. Liquirit. qu. sat.,
> ut f. pill. Nr. 60.
> D. S. 2mal tägl. 1 Pille.

Diese Medikation kann auch so erfolgen, daß jede Chinindose mit 0,5 Natr. bromat. oder mit 0,04 Papaverin. kombiniert wird.

CURSCHMANN gibt das Chinin in größeren Dosen und sah davon gute Erfolge; er läßt zuerst 3 Tage hindurch 3mal 1 Pille à 0,1 Chinin nehmen, vom 4.—6. Tage 3mal täglich je 2 Pillen zu 0,1 und vom 7.—9. Tage 4mal täglich je 2 Pillen zu 0,1; nach einer Pause von 3 Tagen wird der gleiche Cyclus nochmals wiederholt.

Eine angenehme, den bitteren Geschmack des Chinins vermeidende Darreichung ist jene in Form der *Chinin-Pulver-Pillen „Original"* der Amsterdamer Chininfabrik. Es sind dies dragierte Pillen, deren jede 0,05 Chinin enthält.

Das Bestehen von Übererregbarkeit des Herzens, von Extrasystolen, von extrasystolischer Arrhythmie oder anderen funktionellen Zirkulationsstörungen läßt die Kombination der Chininmedikation mit einem Kreislaufmittel wünschenswert erscheinen. Es sei diesbezüglich auf die *Cardiazol-Chinin-Bohnen „Knoll"* hingewiesen, die je 0,05 g Cardiazol und 0,1 Chinin. muriatic. enthalten.

Ist der Effekt einer gründlich durchgeführten Chininbehandlung unbefriedigend, dann versuche man es mit dem *Vakzineurin,* einem Autolysat von Bact. prodigiosum und Staphylokokken, das sich nach LEIDLER und STRANSKY manchmal vorzüglich bewährt.

Bezüglich der *Vakzineurinkuren* soll an folgendem Schema festgehalten werden:

Das Vakzineurin injiziere man subcutan oder intramuskulär (in die Streckmuskulatur des Oberarmes oder in die Glutealgegend), und zwar so, daß nach jeder Injektion immer 2 injektionsfreie Tage eingeschaltet werden.

1. Injektion: 1 ccm, enthaltend $^1/_{50}$ ccm Vakzineurin,
2.   ,,   1 ,,   ,, $^1/_{25}$,,   ,,
3.   ,,   1 ,,   ,, $^1/_{20}$,,   .,
4.   ,,   1 ,,   ,, $^1/_{20}$,,   ,.
5. u. 6. ..   1 .,   ,, $^1/_{15}$,,   ,,
7.—12.   ,,   1 ,,   ,, $^1/_{10}$,,   ,.
13.—18.   ,,   1 ,,   ,, $^1/_{5}$,,   ,,

Das Vakzineurin wird in Ampullen à 1 ccm (3 Serien zu je 6 Ampullen) in den Handel gebracht.

Im Anschluß an die *Vakzineurinbehandlung* erscheint die Durchführung einer *Strychninbehandlung* (s. S. 48) oder der WODAKschen *Natrium-arsenicosum-Kur* (s. S. 56) oft angebracht.

Schließlich sei hier auch noch der insbesondere von STEJSKAL propagierten *Osmotherapie* in Form intravenöser Injektionen hypertonischer Lösungen gedacht; es kommen da speziell die *Traubenzuckerlösungen* (20 proz. Dextroselösungen) in Betracht, welche — ebenso, wie sie bei stationären pleuritischen Exsudaten erfolgreich der Resorptionsförderung dienen — auch zur Erzielung einer gesteigerten resorptiven Wirkung bei lokalen Augenerkrankungen (Iritis, Chorioiditis), bei Erkrankungen der Nasennebenhöhlen und bei Vestibularerkrankungen zur Anwendung gebracht werden können. Die Injektionen erfolgen etwa 2 mal wöchentlich in der Menge von 20—40 ccm.

So frühzeitig wie irgend möglich soll auf eine jeweils entsprechende *Diät* Bedacht genommen werden. Bei leichteren Fällen genügt es, die *Fleischzufuhr* innerhalb einer allgemein gemischten Kost — je nach dem erhobenen internen Befund — mehr oder weniger *einzuschränken* und namentlich die Abendmahlzeit tunlichst einfach und in geringer Quantität zu gestalten. Bei stärkeren Schwindelanfällen oder bei längere Zeit andauernden, sich immer wiederholenden Mahnungen solcher Art werden aber rigorosere Diätvorschriften am Platze sein.

So erweist sich nach O. MUCK beim MENIÈREschen Symptomenkomplex als dem Ausdruck der Angiopathia labyrinthica eine *völlige Fleischentziehung* sehr vorteilhaft, was auch objektiv darin zum Ausdruck kommt, daß bei jenen Individuen, welche an MENIÈREschem Schwindel leiden, nach durchgeführter Fleischentziehung das vasokonstriktorische nasale Reflexphänomen der sogenannten weißen Strichzeichnung im Adrenalin-Sondenversuch verringert oder überhaupt nicht mehr feststellbar wird.

Haben die Schwindelanfälle unter dem Einfluß der entsprechenden Therapie aufgehört oder sind höchstens bloß noch „Andeutungen“ von Schwindelgefühl, etwa bei forcierten Kopfbewegungen, oder Zustände einer leichten Unsicherheit, bzw. Benommenheit vorhanden, so kann oft durch leichte *hydriatische Prozeduren* zufolge ihrer Tonisierung und Erweiterung der Hautgefäße eine wirkungsvolle Beeinflussung der

Gesamtzirkulation und damit ein Schwinden der genannten Erscheinungen erzielt werden. Es ist zweckmäßig, die hier in Betracht kommenden hydrotherapeutischen Maßnahmen vorsichtig, mit nicht allzu angreifenden Mitteln zu beginnen (am besten mit lauwarmen Teilwaschungen einzelner Körperpartien des liegenden Patienten), um sich einerseits von der einzelfalls variablen Zuträglichkeit eines solchen Verfahrens überzeugen zu können und andererseits evtl. kräftigere Kuren berechtigterweise verordnen zu dürfen.

Irgendwie erregende Prozeduren, wie kalte Waschungen, Bäder, Abreibungen oder Duschen, sind unbedingt auszuschließen. Dagegen wirken kalte Kompressen auf den Kopf, manchmal auch kühle Umschläge auf die Karotidengegend sehr günstig, ebenso wechselwarme Fußbäder und Wadenumschläge.

Zum Schluß sei noch auf den unzweifelhaft günstigen Effekt hingewiesen, welcher bei Schwindelanfällen hochgradiger Hypertoniker oder solcher Personen, die an kongestiven Zuständen leiden, durch einen *Aderlaß* erreichbar ist. Seine Wirkung beruht wahrscheinlich nicht so sehr auf der — zumeist nur recht vorübergehenden — Herabsetzung des Blutdrucks und der Entlastung des Gefäßsystems, wie auf einer allgemeinen Stoffwechselumstimmung. Jedenfalls macht sich ein Aderlaß (300—400 ccm) oft durch eine wesentliche Verringerung des Schwindelgefühls, manchmal aber auch in einer Abnahme gleichzeitig bestehender Ohrgeräusche geltend.

Auch die Mitteilung PAPPENHEIMs, nach welcher bei einer an *Menière* leidenden Patientin nach *Lumbalpunktionen* jedesmal eine derartige Erleichterung eintrat, daß die Kranke in gewissen Zeitabschnitten immer wieder nach diesem Eingriff verlangte, sei hier noch eingefügt.

Angiospastische Ohrenschmerzen.
(Otalgia angioneurotica und angiosclerotica.)

Außer jenen Schmerzempfindungen im Ohr, deren Substrat sich durch die Erhebung eines pathologischen Befundes im Ohr selbst oder in seiner nächsten Umgebung genau feststellen läßt, gibt es auch solche, die — auf Grund funktioneller oder organischer (arteriosklerotischer) Zirkulationsstörungen — durch Gefäßspasmen, bzw. durch Beeinträchtigung der Blutzufuhr zu den sensiblen Nervengebieten des Ohres zustandekommen. Die Diagnose stützt sich da — unter der Voraussetzung, daß *entzündliche Erkrankungen des Ohres und seiner Nachbarorgane fehlen* — auf den *internen Befund*, d. h. auf den Nachweis einer vasomotorischen Übererregbarkeit im Rahmen des Gesamtbildes einer allgemeinen Zirkulationsanomalie oder auf den Nachweis arteriosklerotischer Gefäßveränderungen. Auch die für die cerebrale Arteriosklerose charakteristische Symptomtrias „Kopfschmerz, Schwindel, Gedächtnisschwäche" genügt — selbst bei negativem objektivem Befund — zur Annahme, daß es sich um eine Otalgie auf angiosklerotischer Basis handelt.

Nebst der in solchen Fällen angezeigten *Wärmeapplikation* auf das Ohr erweisen sich hier alle jene therapeutischen Maßnahmen von Vorteil, die eine *Erweiterung der peripheren Gefäße* erzielen. Besonders bewährt sich da die Kombination von Pyramidon (0,3) *mit Coffein* (0,1 pro dosi) oder von Pyramidon und Coffein $\overline{aa}$ 0,1 mit Papaverin 0,03—0,04; auch der Zusatz von *Codein* scheint in vielen Fällen den Erfolg zu erhöhen. Gleichzeitig gebe man von vornherein längere Zeit hindurch *Brom* in Verbindung mit einem *Baldrianpräparat*

Auf Grund ihrer tonusherabsetzenden und gefäßerweiternden Wirkung erscheinen auch die *Nitrite* hier indiziert, so vor allem das von KEREKES bei angiospastischen Zuständen des Innenohres empfohlene *Natrium nitrosum* (Dosierung s. S. 49) die *Moloid*tabletten (Dosierung s. S. 50) und das Pankreashormon *Kallikrein* (Dosierung s. S. 54).

Für *Hypertoniker* (essentieller oder sklerotischer Genese) und ganz besonders für *Cerebralarteriosklerotiker*, bei welchen Schmerzanfälle mit Krankheitserscheinungen von seiten des Innenohres bestehen, habe ich schon vor Jahren das *Diuretin* als das zur Bekämpfung derartiger Zustände auch für den Otiater geradezu *unentbehrliche* Mittel bezeichnet, das zufolge seiner prompten Wirkung gleichzeitig zur Sicherung der Diagnose beiträgt.

Ich halte es für zweckmäßig, das *Diuretin* (am besten als *Calcium-Diuretin*) etwa 4 Wochen lang in der Mindestdosis von 3mal täglich 0,5 nehmen und seine Darreichung nach einer etwa 4wöchentlichen Pause neuerdings etwa 4 Wochen lang fortsetzen zu lassen. Bei stärkeren Schmerzattacken ist auch hier die gleichzeitige Verordnung von 0,1 *Coffein* oder 0,03 *Papaverin*, bei Schlaflosigkeit der Zusatz von 0,03 *Luminal* zur Abenddosis des Diuretins von guter Wirkung; an Stelle der letzteren Medikation kann auch das *Theominal* (eine Kombination von 0,3 Theobromin mit 0,03 Luminal) verwendet werden.

Die Wirkung von *Theobromin und Nitroglycerin* vereinigt das besonders im Klimakterium vielfach mit Erfolg angewendete *Klimasan* (HALBAN) in sich, das in der Tagesdosis von 3 Tabletten verordnet wird.

In einigen Fällen, bei welchen ein sehr hoher Blutdruck, starke Kopfschmerzen, Ohrensausen, Schwindel und schmerzhafte Sensationen verschiedenen Charakters bestanden, konnte ich — der Empfehlung BERBERICHs folgend — vom *Rhodan* (als *Rhodapurin* gegeben) guten Effekt beobachten. Bezüglich der Anwendungsweise des Rhodans s. S. 53.

In Anbetracht des Einflusses, welchen die innersekretorischen Drüsen auf das Zirkulationsverhalten ausüben, erscheint es angezeigt, in jedem Falle auch auf etwa vorhandene hormonale Abnormitäten Bedacht zu nehmen, um die eventuell nötige *organotherapeutische* Behandlung einleiten zu können.

Bezüglich sonstiger Verordnungen sei noch darauf hingewiesen, daß in Fällen von angiospastischen Otalgien das *Nicotin* wegen seiner gefäßkontraktorischen Wirkung strikte *verboten* werden muß.

Neuralgische Ohrenschmerzen (Otalgia nervosa).

Die von den sensiblen Nerven des Ohres ausgelösten Schmerzen können als lokalisierte Ohraffektion auftreten oder die Teilerscheinung einer Trigeminus- oder Cervico-Occipitalneuralgie bilden.

Sind Erkrankungen des Ohres und seiner Nachbarorgane (Mundhöhle, obere Luftwege, Kiefergelenk, Hals- und Nackenmuskulatur, Halswirbel, Schädelknochen) mit Bestimmtheit auszuschließen, so wird man zunächst ein *diaphoretisches Verfahren* einleiten. Bleiben *Salicylpräparate* und die üblichen *Antineuralgica* wirkungslos, so muß erwogen werden, *ob die Neuralgie nicht ein Symptom einer Allgemeinerkrankung ist*. Außer an eine Neuralgie auf anämischer oder kachektischer Grundlage muß solchenfalls auch an Schädigungen durch *endogene* Giftstoffe (Magen- und Darmerkrankungen, Gicht, Diabetes, endokrine Störungen) oder durch *exogene* toxische Substanzen (Alkohol, Nicotin, Blei, Quecksilber, Arsen usw.) gedacht werden. Die *infektiöse Neuritis* wird durch den Nachweis einer akuten oder chronischen Infektionskrankheit festgestellt werden können, an *Malaria* werden intermittierende Schmerzanfälle denken lassen. Weiter wird der *neurologische Befund* oft genauere Aufklärungen bringen (Neurasthenie, Hysterie, Epilepsie, Tabes, cerebrale Erkrankungen usw.).

Zur internen Behandlung der *chronischen Neuralgien* empfiehlt SCHACHERL besonders das *Aconitin*, das er in Form der MOUSETTEschen Pillen „Clin" verordnet. Als Voraussetzung für den — sich oft einstellenden — Erfolg solcher Kuren muß die genaue ärztliche Überwachung des Patienten einerseits und die Fähigkeit des Kranken, sich selbst gut beobachten zu können, andererseits gelten, denn die Wirksamkeit dieser Medikation ist an die Provokation leichter Intoxikationserscheinungen geknüpft. Man gibt zuerst 3 MOUSETTEsche Pillen per Tag (1 Pille enthält 0,0002 Aconitin) und dann täglich um 1 Pille mehr, bis der Patient ein Kratzen im Halse, ein Ertaubungsgefühl im Gesicht oder in den Fingerspitzen fühlt. Dann ist die Kur zu beenden; gewöhnlich ist dies bei der Dosis von 10 Pillen am Tage der Fall, manchmal aber auch erst bei einer höheren Dosis. Während der ganzen Kurdauer soll mittels eines entsprechend wirkenden Abführmittels für eine ausreichende Stuhlentleerung gesorgt werden. Anstatt des CLINschen Präparates kann auch das von KRAUSE-MEDIKO (München) in den Handel gebrachte *Akonit-Dispert* (1 Tablette enthält 0,00005 = 0,05 mg) verwendet werden (4 Tabletten Aconit-Dispert entsprechen 1 MOUSETTEschen Pille).

In vielen Fällen bewähren sich auch Neurotonica wie *Strychnin* und *Arsen*; in besonders hartnäckigen Fällen wird wohl der Versuch einer *Reizkörpertherapie* (*Neuro-Yatren*, alle 3—4 Tage 0,5—2 ccm der im Handel befindlichen Lösung intramuskulär, *Yatren-Casein* 2 mal wöchentlich 0,2—0,5 ccm einer 0,5—1% Lösung intramuskulär oder *Vakzineurin:* Anwendungsweise s. S. 81) unternommen werden müssen.

Psychotherapie.

Ein umfangreiches, von allen Disziplinen der Medizin beigesteuertes Tatsachenmaterial birgt zahllose Beweise dafür, daß die Erscheinungen und der Verlauf vieler körperlicher Erkrankungen durch das psychische Verhalten des Patienten weitgehend beeinflußbar sind, daß subjektive und objektive Krankheitszeichen durch psychische Faktoren in mannigfacher Weise modifizierbar erscheinen. Gleiche Beobachtungen führten auch in der Otologie dahin, der Psychotherapie in der Behandlung gewisser Ohrenerkrankungen eine bedeutsame Rolle zuzuerkennen.

Insbesondere kommt die Psychotherapie in Frage bei der Behandlung Otosklerosekranker und labyrinthär Schwerhöriger sowie solcher Patienten, welche an subjektiven Ohrgeräuschen, Schwindel und an angiospastischen Ohrenschmerzen leiden, also für jene Individuen, in deren psycho-physischer Konstitution der Schlüssel zur Erklärung ihrer labilen Funktionen samt ihren Auswirkungen — via Kreislauf, Stoffwechsel und endokrinem System — auf das Gehörorgan gelegen ist.

Vor allem kann die *Blutverteilung* im Organismus durch unlustbetonte Affekte alteriert werden und mittels vasokonstriktorischer Einflüsse Störungen im akustischen Apparat (Ohrgeräusche) oder im Vestibulargebiet (Schwindel) auslösen, bzw. verstärken.

Die Erkenntnis, wie sehr diese Sensationen von der jeweiligen psychischen Lage der Betroffenen abhängen, muß zur notwendigen Einschätzung der Bedeutsamkeit der Psyche für das therapeutische Handeln führen; der klinische Beobachter gelangt oft zur Überzeugung, daß der Erfolg mancher therapeutischer Maßnahmen nicht allzu selten zu einem Gutteil von der gleichzeitig in verständnisvoller Weise geübten psychologischen Beeinflussung des Kranken abhängt.

Der Zusammenhang zwischen Psyche und Ohrbeschwerden dokumentiert sich bei den angeführten Erkrankungen in ganz eklatanter

Weise einerseits darin, daß psychische Traumen nicht selten den ersten Impuls zur Mobilisierung der Krankheitsanlage abgeben und andererseits darin, daß psychische Attacken zu — oft schubweise auftretenden — Verschlechterungen des Ohrenleidens Anlaß geben.

Die Möglichkeit einer psychogenen Provokation otosklerotischer oder labyrinthärer (atrophischer) Krankheitsprozesse ist vor allem in den verschiedenen Phasen der Sexualentwicklung und -rückbildung reichlich geboten; man denke da doch an die Wechselbeziehungen zwischen der Hormonalfunktion und. den psychischen Vorgängen.

Bei vorhandener konstitutioneller Anlage zur Otosklerose und zur labyrinthären Schwerhörigkeit spielt auch die bei den meisten derartig belasteten Individuen gegebene reizbare Schwäche und abnorme Reaktionsweise der gesamten nervösen Apparate eine ebenso maßgebende Rolle wie die erhöhte Reaktionsfähigkeit des Affektlebens auf verschiedene Reize.

Die psychische Auswirkung der konstitutionellen Schädigungen während der Generationsphasen kann dadurch verhütet oder abgeschwächt werden, daß solche Individuen während jener Zeit, in welcher das Triebleben besonders expansiv zur Geltung kommt, sorgfältig behütet und ärztlich betreut werden; es sei da z. B. an die vielgestaltigen psychischen Insulte auf das Nervensystem erinnert, welche sich aus den Folgen irrationeller sexueller Befriedigung ergeben, aus Angstvorstellungen und Unlustgefühlen, welche in abnormen sexuellen Sensationen verankert sind, aus Nachwirkungen des präventiven Geschlechtsverkehrs (Coitus interruptus).

Ich verweise hier auch auf die psychischen Alterationen, die durch das Einsetzen der Pubertät heraufbeschworen werden, auf die Angstvorstellungen, die der Furcht vor einer unerwünschten Konzeption entspringen, auf die Gemütsstörungen während der Gravidität, auf die sich aus zahlreichen klimakterischen Beschwerden ergebenden Unlustgefühle und schmerzhaften Sensationen. Wir sehen also eine Menge Möglichkeiten, die sich aus den einzelnen Vorgängen innerhalb der Sexualsphäre zum Verhängnis für den Träger oder die Trägerin einer konstitutionellen Anlage zu einem Ohrenleiden gestalten können.

Geschlechtstrieb, Impotenz, Präventivverkehr, Konzeption, Gravidität, Geburtsakt, Lactation, Klimakterium sind imstande, auch psychisch wirksame Faktoren für die Etablierung konstitutionell bedingter Ohrenleiden abzugeben und sind daher als psychogene Momente solcher Erkrankungen sorgfältig mit zu berücksichtigen, sowie als Ausgangspunkte für eine psychotherapeutische Beeinflussung zu werten.

Es ist ferner in Erwägung zu ziehen, was für psychische Insulte sich aus einer unvorsichtigen Äußerung über die Natur der Ohrenerkrankung, über die Aussichtslosigkeit der Behandlung oder etwa aus der Erkenntnis des Fehlschlagens einer Behandlungsmethode ergeben können. In der Art und Weise, in welcher der Kranke über seinen Zustand aufzuklären, bzw. zu belehren ist, über die anzuwendende Behandlungsmethode, ihre Dauer und ihre Aussichten zu informieren ist, liegen oft nicht unerhebliche Schwierigkeiten, will man den Patienten vor psychischen Alterationen tunlichst bewahren. Nur liebevolles Eingehen in das Denken und individuell so verschiedenartige Empfinden des Kranken vermag diese Schwierigkeiten nach Möglichkeit zu bewältigen. Und endlich erwächst dem Otologen — wie jedem Arzt — die verantwortungsvolle Aufgabe, in seinen Anordnungen und Ratschlägen alle wichtigen sozialen und wirtschaftlichen Faktoren, die für die Existenz des einzelnen Kranken von grundlegender Bedeutung sind, individuell zu berücksichtigen, um die Grenzen des einzelfalls Möglichen in seinen Geboten und Verboten richtig einzuschätzen können und so psychische Alterationen des Kranken in dieser Richtung zu vermeiden.

Dort, wo eine positive psychische Behandlung angezeigt erscheint, wird sich aus der richtigen Beurteilung der physischen und psychischen Verfassung des betreffenden Individuums, aus der Klarstellung des bei ihm wirksamen seelischen Shocks der Weg erkennen lassen, auf welchem die psychotherapeutischen Einflüsse jeweils zu schreiten haben. Hypnose, Suggestionsbehandlung, Willensbehandlung, Beschäftigungstherapie und psychoanalytische Erkundungen können wertvolle Erfolge zeitigen, doch auch versagen und — unter Umständen sogar von Nachteil sein. Die Psychotherapie kann jedenfalls vielfach Wertvolles bei entsprechender Sachkundigkeit und Ausdauer leisten und bildet einen oft hoch einzuschätzenden Faktor innerhalb der Behandlungsmethoden konstitutionell Ohrenkranker.

Die syphilitischen Erkrankungen des Gehörorgans.

I. Die Syphilis des äußeren und mittleren Ohres.

Die luetischen Affektionen des äußeren und mittleren Ohres umfassen den Primäraffekt (an der Ohrmuschel, im Gehörgang, am Tubenostium), die sekundäre Syphilis in Form von Papeln, Condylomen und ulcerösen Prozessen (an der Ohrmuschel, im Gehörgang und in der Tube), sowie die Erscheinungen der tertiär-luetischen Osteomyelitis und der Periostitis syphilitica des Schläfebeins. Dazu kommen noch die bei Luetikern auftretenden katarrhalischen (exsudativen) Mittelohrerkrankungen, die in allen Stadien der Lues (seltener bei der rezenten Form, häufiger im Sekundär- und Tertiärstadium als Folgeerscheinungen luetischer Affektionen im Nasen- und Rachentrakt) zur Beobachtung gelangen. Endlich sei noch erwähnt, daß eitrige Mittelohrprozesse, ohne spezifisch zu sein, doch durch luetische Nasen- und Rachenaffektionen verursacht sein können und sich bei Nichtbeachtung des spezifischen Charakters des zugrunde liegenden ursächlichen Prozesses sehr hartnäckig und ungünstig zu gestalten vermögen.

Die Syphilis des äußeren und mittleren Ohres erfordert nebst der örtlichen Behandlung der hier vorliegenden Veränderungen auch die Inangriffnahme der Erkrankung auf dem Wege einer *Allgemeinbehandlung.*

Die Chancen für den Erfolg einer Allgemeinbehandlung sind natürlich um so günstiger, je früher sie zur Anwendung kommt und je intensiver sie unter der selbstverständlichen Berücksichtigung des jeweiligen Gesamtzustandes (Ernährungszustand, individuelle Reaktion, psychisches Verhalten) gestaltet zu werden vermag.

Bei der primären Lues des Ohres scheinen die Aussichten für eine wirkliche Abortivkur mittels des Neosalvarsans im allgemeinen sehr günstig zu sein. Die Abortivkur mit *Neosalvarsan* (Einzeldosis 0,3—0,6; 5 tägige Intervalle; Gesamtdosis 5,0—6,0) wird durch gleichzeitige *Wismutanwendung* wirksam unterstützt.

Auch bei der malignen ulcerösen Lues leistet das *Neosalvarsan* — allerdings nur in größeren Dosen und bei öfterer Wiederholung — gute Dienste (LIER, ALEXANDER). Bei trockenen Formen wirkt es schwächer als das Quecksilber.

Bei den katarrhalischen und entzündlichen Erkrankungen des Mittelohres ist die Lokalbehandlung mit der Allgemeinbehandlung zu kombinieren. Bei intaktem Labyrinth und bei Fehlen von Krankheitssymptomen seitens anderer Hirnnerven kann Salvarsan angewendet werden, in allen übrigen Fällen sind Inunktionskuren und Sublimatinjektionen zu empfehlen (ALEXANDER).

Die Anwendung des Neosalvarsan soll nur in Verbindung mit Quecksilber vorgenommen werden, wobei der ersten Neosalvarsaninjektion eine kurzdauernde Hg-Kur vorausgehen soll. Die Neosalvarsaninjektionen sollen in der Einzeldosis von 0,3 vorgenommen werden und in möglichst rascher Folge (48 stündige Intervalle). Die Gesamtdosis soll nicht weniger als 4,0 betragen.

Die *tertiären Affektionen* des äußeren Ohres (gummöse Prozesse), die Schleimhaut-, Periost- und Knochenerkrankungen des tertiären Stadiums der Syphilis sind mit *Jodpräparaten* zu bekämpfen, und zwar sind diese in größeren Mengen — mindestens 2 g pro die — zu verabreichen, soll eine gute Wirkung erzielt werden.

Zu erwähnen ist noch, daß während einer Quecksilberkur lokale Touchierungen mit Jod zu vermeiden sind, ebenso wie ja auch bei der internen Darreichung von Jod die Anwendung von Sublimat und von anderen löslichen Hg-Präparaten zu lokaler Behandlung vermieden werden muß, da derartige Kombinationen zur Bildung ätzender Jodquecksilberverbindungen führen können.

II. Die syphilitischen Erkrankungen des Innenohres.

Wir teilen die syphilitischen Affektionen des Nervus acusticus und des Ohrlabyrinths in drei Gruppen ein (ALEXANDER):

1. die primär-luetische Neurolabyrinthitis (meist durch eine Meningitis luetica, Lues cerebrospinalis verursacht),

2. die sekundär-luetische Neurolabyrinthitis, die auf Grundlage einer regionären Endarteriitis luetica entsteht, und

3. die toxische Neurolabyrinthitis der Luetiker, die durch die Giftwirkung der bei der Allgemeinbehandlung der Lues verwendeten Medikamente verursacht wird.

Die Erkrankung kann den Nervus cochlearis oder den Nervus vestibularis allein oder aber beide zugleich betreffen und auch mit Erkrankungen der übrigen Ohrabschnitte und mit Erkrankungen anderer Hörnerven kombiniert auftreten.

Für das akute Stadium der Labyrintherkrankung (1—3 Monate Dauer) lehnt ALEXANDER die reine Salvarsan-, bzw. Neosalvarsanbehandlung ab, da sie eine Verschlechterung des Leidens nach sich ziehen kann. Aber auch bei Labyrinthaffektionen bis zur Dauer von 6 Monaten — insbesondere bei bis dahin nicht ausreichend antiluetisch behandelten Fällen — ist die Salvarsanbehandlung erst im Anschluß an eine Hg-Inunktions- oder Injektionskur gestattet.

Bei *frischen Formen von Labyrinthsyphilis* erzielte POLITZER mit der Anwendung von *Pilocarpin* öfter sehr günstige Resultate. Er empfiehlt die Pilocarpininjektionen als erste Kur und hält den Übergang zur weiteren Behandlung erst dann für angezeigt, wenn die Pilocarpininjektionen nach 8—14 Tagen kein Resultat ergeben haben.

In Fällen von länger bestehender luetischer Labyrintherkrankung sind die Pilocarpininjektionen (2 mal wöchentlich 0,2—0,5 einer 1 proz. Lösung bis zu einer Höchstzahl von 20 Einspritzungen) gleichzeitig mit einer Hg-Salvarsanbehandlung vorzunehmen.

Bezüglich der *Neosalvarsanbehandlung* der Ohrlues warnt SCHACHERL vor einer Unterdosierung, die leicht zum Auftreten der Neurorezidive führt. Nach SCHACHERL wirkt eine Gesamtdosis von etwa 3,0 Neosalvarsan (2,0 Altsalvarsan) als Reizdosis, welche besonders bei Frühfällen die Erscheinungen der Neurorezidive zu provozieren imstande ist.

Die Gesamtdosis soll daher nicht unter 4,5 Neosalvarsan betragen; die einzelnen Injektionen sollen (in der Dosis von 0,3) in 48 stündigen Intervallen appliziert werden. Durch Auflösung der Neosalvarsandosis in 5—10 ccm einer 10 proz. Calciumchloratlösung können unliebsame Zwischenfälle vermieden werden.

Die Salvarsanbehandlung wird am besten durch eine energische Hg-Inunktionskur (tägliche Einreibung von 3—5 g grauer Salbe) oder durch eine Hg-Injektionskur (graues Öl, Modenol, Novasurol, Embarin usw.) unterstützt. Die löslichen Hg-Salze werden in der Gesamtzahl von 20—30 Injektionen gegeben, die unlöslichen in der Zahl von 15 bis 20 Injektionen.

Die Salvarsanbehandlung kann auch durch *Wismutpräparate* (Bismugenol, Bismoluol, Milanol, Casbis usw.) — in der Gesamtzahl von 15—20 Injektionen — ergänzt werden. Dem Hg gegenüber hat das Wismuth die Vorteile der besseren lokalen Verträglichkeit, des selteneren Auftretens von Stomatitis und Albuminurie und des Fehlens von Allgemeinintoxikationen. Eine Kontrolle des Harns ist aber auch hier notwendig.

In Fällen von Neurolabyrinthitis auf Grundlage einer *Endarteriitis luetica* erscheint die *Jodbehandlung* mittels interner Darreichung von Kalium jodatum oder Natrium jodatum, natürlichen Jodwässern oder mittels Anwendung von Jodbädern sehr aussichtsvoll. Erfahrung lehrt, daß bei älteren — früher auch ungenügend behandelten — luetischen Prozessen die Jodmedikation oft intensiver wirkt als eine anderweitige antiluetische Behandlung.

Nochmals sei erwähnt, daß Luetiker große Gaben von Jod gut zu vertragen pflegen; man kann 3—5 Eßlöffel im Tage von folgender Lösung nehmen lassen:

In Pillenform verschreibt man:

Rp. Natr. jodat.	5,0—10,0	Rp. Natr. jodat.		15,0
Natr. bicarb.	10,0	Extract. Fol. Belladon.		0,15
Aqu. dest.	100,0	Mass. pill. qu. sat., ut f. pill. Nr. LX.		
Aqu. Menth. pip.	ad 150,0	D. S. 3 mal tägl. 2—4 Pillen nach		
M. D. S. 3—5 Eßlöffel (d. s. 1½ bis		dem Essen.		
5 g Jodnatrium) täglich.				

Sehr unterstützt wird nach SCHACHERL bei Ohrlues die antiluetische Kur durch die artefizielle *Hervorrufung von Fiebertemperaturen*. Zu diesem Behuf kann *Phlogetan* (2—3 mal wöchentlich subcutane Injektionen von 2—3 ccm) während der Dauer der übrigen Kur angewendet werden, oder *Neuro-Yatren* (0,3—1,0 intravenös), oder *Novoprotin* (0,1—1,0 intravenös), oder *Vakzineurin-Mischvakzine* (Vakzineurin + Pyocyaneus) (von 250 Millionen Keimen Pyocyaneus ansteigend; intramuskuläre Injektionen).

Ist die Salvarsaninjektionsbehandlung entweder aus technischen Gründen (infolge zu Injektionen ungeeigneter Venen) undurchführbar oder wegen einer Disposition zum angioneurotischen Symptomenkomplex („Crise nitritoide" MILIAN; „anaphylaktoide Reaktion" HOFFMANN-JAFFE; „Cyanose" GENNERICH) kontraindiziert, so verabreicht man Salvarsan intern in Form von *Spirocid*. Nach OPPENHEIM gibt man am 1. Tage 2 Tabletten (à 0,25), am 2. Tage 3 und am 3. Tage wieder 3 Tabletten, pausiert dann 3 Tage und wiederholt diesen Zyklus so lange, bis der Kranke so viele Tabletten genommen hat, wie sein Gewicht in Kilogramm beträgt.

Die Erkrankungen des inneren Ohres bei *kongenitaler Syphilis* werden in schweren akuten Fällen durch eine sofortige Neosalvarsanbehandlung, in leichteren Fällen durch eine Neosalvarsanbehandlung nach einer vorausgegangenen Hg-Behandlung und in chronischen Fällen durch eine direkte *Neosalvarsan*behandlung gut beeinflußt (ALEXANDER). Beim Säugling gibt man 0,015—0,03 Neosalvarsan auf je 1 kg Körpergewicht intravenös. Tritt unter einer Neosalvarsanbehandlung eine Verschlechterung des Ohrzustandes ein (HERXHEIMERsche Reaktion an den schon erkrankten Hirnhäuten, Neurorezidiv), so rät ALEXANDER, die Behandlung mit *Kalomel* (intramuskuläre Injektionen einer 3—5proz. öligen Aufschwemmung in der Dosis von 0,001 g pro Kilo Körpergewicht) fortzusetzen und erst nach einer 4—5 Wochen dauernden derartigen Behandlung das Neosalvarsan wieder aufzunehmen.

Hinsichtlich der Wahl der anderweitigen antiluetischen Mittel (Hg, Bi, J) und ihrer Dosierung sind nach ALEXANDER die Besonderheiten jedes einzelnen Falles, insbesondere seine Körperbeschaffenheit, genau zu berücksichtigen. Von großer Bedeutung erweist sich auch eine roborierende Allgemeinbehandlung, die durch einen Aufenthalt in klimatisch günstigem Milieu, durch die Darreichung von Lebertran, Eisen und Arsen erfolgreich gestaltet werden kann.

Vom prophylaktischen Standpunkt empfiehlt sich eine antiluetische Behandlung der Schwangeren und die Präventivbehandlung kongenital luetischer Säuglinge und Kinder, auch beim Fehlen luetischer Erscheinungen (ALEXANDER).

Unbedingt erforderlich ist eine antiluetische Behandlung beim Bestehen einer kongenital luetischen Augenerkrankung, der eine Innenohraffektion nachzufolgen pflegt (ALEXANDER; SCHLITTLER).

SCHLITTLER empfiehlt folgendes Kurverfahren:

Erste Kur: alle 6—8 Tage eine intravenöse Neosalvarsaninjektion; Anfangsdosis 0,005—0,05, je nach dem Alter steigende Dosen, evtl. 0,3 bis 0,45; im ganzen bei Kindern bis 3,0 g, bei Erwachsenen bis 5,0 Neosalvarsan. Die Behandlung wird mit Hydrargyrum salicylicum kombiniert (10proz. Emulsion in Oleum paraffini; intramuskuläre Injektionen 1mal wöchentlich; bei Erwachsenen maximal bis zu 15 g bei Kindern bis zu 9 g im ganzen.

Zweite und evtl. weitere Kuren: Bis die WASSERMANNsche Reaktion dauernd negativ bleibt, verabfolgt man Neosalvarsan und Quecksilber in der gleichen Dosierung in Zwischenräumen von 4—6 Monaten; während der ganzen Behandlungsdauer muß der Patient ständig unter ohrenärztlicher Kontrolle stehen. Das Gehör wird anfangs wöchentlich, später allmonatlich geprüft; falls sich eine erneute Gehörabnahme bemerkbar macht, muß sofort wieder mit Neosalvarsaninjektionen begonnen werden.

Auch *Spirocid* wurde bei Säuglings- und Kinderlues mit Erfolg verwendet. Man verabreicht nach OPPENHEIM Säuglingen täglich 1 Tablette zu 0,01 und steigt allmählich mit Intervallen bis zu 0,15 an. Die Kur wird mehrmals wiederholt und kann auch in Kombination mit Quecksilbereinreibungen und Wismuth durchgeführt werden.

Die an der Kinderklinik HAMBURGER geübte Dosierung ist folgende:

    7 Tage lang 0,005 pro kg Körpergewicht,
    7   „   „   0,01   „   „   „
    7   ..   „   0,015 „   „   „
   42   „   „   0,02   „   „   „

Dann folgt eine Pause von 4—6 Wochen.

Nach jeder Kur WaR. Die Kur ist zu wiederholen, bis die WaR. 3mal nacheinander negativ ist.

In der Literatur finden sich einige Angaben, denen zufolge bei kongenitalluetischen Innenohrerkrankungen auch eine *Malariabehandlung* nach WAGNER-JAUREGG versucht wurde. ALEXANDER sah von ihr vorübergehende Besserungen, GLASSCHEIB und URBANEK berichten über günstige Effekte, POPPER beobachtete 2 Fälle, welche durch die Malariakur unbeeinflußt blieben. Ebenso konnten BECK, LEIDLER und MEMMESHEIMER keine Besserung der Hörfähigkeit bei Heredolues durch die Malariatherapie feststellen.

Auch über den Einfluß der Malariaabhandlung auf *Acusticusstörungen bei Metalues* liegen nur wenige Mitteilungen vor.

KRASSNIG und KNICK sahen in einigen Fällen von Paralyse, Tabes und Taboparalyse Besserungen des Hörvermögens. Auch MARSCHAK ist — trotzdem die von ihm beobachteten Erfolge geringer waren, als jene von KRASSNIG und KNICK — der Ansicht, daß die Malariatherapie in manchen Fällen von metaluetischer Acusticuserkrankung nicht ganz bedeutungslos ist. Er meint, die Malariakur sei in allen Fällen von luetischer Schwerhörigkeit ohne Paralyse anzuwenden, wenn dieselbe bei *positivem* Blut- und Liquorbefund auf eine antiluetische Kur nicht reagiert.

Die toxische Neurolabyrinthitis (Neuro-Otitis interna).

Krankheitserscheinungen von seiten des inneren Ohres, welche sich im Verlauf einer Salvarsankur oder im Anschluß an eine solche einstellen, müssen den Verdacht erwecken, daß es sich da um eine *toxische (Salvarsan-)Schädigung des Hörnerven* handeln könnte. Für die Entscheidung darüber, ob sich dieser Verdacht im Einzelfalle begründet erweist, ist der *Zeitpunkt* maßgebend, in welchem die Octavussymptome auftraten; setzten sie wenige Stunden bis zu 3 Tagen nach einer Salvarsaninjektion ein, so kann es sich um das Aufflackern eines früher schon existenten, vielleicht klinisch latent gewesenen luetischen Herdes (JARISCH-HERXHEIMERsche Reaktion) handeln: In solchen Fällen kann die Salvarsanbehandlung fortgesetzt werden (SCHACHERL). Kamen die Octavussymptome jedoch erst vom 3. Tage ab nach einer Salvarsan-injektion zum Ausbruch, so muß eine *toxische (Salvarsan-)Neuritis* angenommen und die *Salvarsanbehandlung sofort ausgesetzt* werden. An deren Stelle soll dann eine Quecksilber-Kur durchgeführt werden, eventuell eine Wismuth-Kur.

Der Gefahr des Auftretens einer toxischen (Salvarsan-)Neuritis wird schon durch die Kombination der Salvarsan- mit einer Hg-Behandlung erheblich entgegengewirkt. Nach ALEXANDER ist eine toxische Neuritis in allen jenen Fällen zu befürchten, in welchen sich der Octavus schon vor der Behandlung als geschädigt (luetisch oder auch nicht luetisch) erweist. *Jede Octavuserkrankung bedeutet daher eine Kontraindikation gegen eine Salvarsanbehandlung.* In Fällen von Lues mit bestehender Erkrankung des inneren Ohres ist eine Verschlechterung hinsichtlich des Innenohres um so eher zu befürchten, je jünger die Labyrintherkrankung ist und mit je stürmischeren Erscheinungen sie eingesetzt hat (ALEXANDER).

Das luetische Neurorezidiv am Nervus octavus im Frühstadium der Syphilis (in solchen Fällen liegt zwischen der Salvarsaninjektion und dem Auftreten der Erscheinungen des Neurorezidivs ein Zeitraum von mehreren Tagen, von Wochen oder sogar von Monaten) wird am besten mittels einer Inunktionskur behandelt. Nach Abflauen der akuten Symptome kann eine intravenöse Salvarsaninjektion vorgenommen werden. Die antiluetische Behandlung soll nach ALEXANDER da unter Einhaltung dauernder Körperruhe und unter Vermeidung jeder Erregung durchgeführt werden. Neben Hg und Salvarsan kann sowohl im Prodromalstadium wie bei vollentwickeltem Neurorezidiv auch *Jod* in größeren Dosen mit Vorteil verwendet werden (BENARIO). Auf die Nieren- und Leberfunktion muß während jeder Kur sorgfältig und aufmerksam geachtet werden!

Die kretinöse Schwerhörigkeit
a) basierend auf einer Mittelohrerkrankung.

Bei Kretinismus besteht nur selten ein normales Hörvermögen, meist findet sich eine Schwerhörigkeit mittleren oder hohen Grades und — in etwa 5% — eine vollkommene Taubheit.

In einer großen Zahl solcher Fälle liegt die Ursache der Schwerhörigkeit in katarrhalischen Veränderungen der Mittelohrräume, die sich unter dem Einfluß chronischer Nasen-Rachenprozesse (myxödematöse Schwellungen der Schleimhäute, Hypertrophie des lymphadenoiden Gewebes) entwickeln.

Bei derartigen Fällen läßt sich durch die langandauernde Darreichung von *Schilddrüsenpräparaten* Günstiges erreichen (ALEXANDER). Es ist rätlich, da keine großen Thyreoideadosen zu geben. Falls Pulsbeschleunigung, Hitzegefühl, Schweiße, Temperatursteigerungen, Diarrhöen, Erbrechen, Abmagerung, Zittern auftreten, muß die Thyreoideabehandlung sofort abgesetzt werden; erst nach einiger Zeit wird die Schilddrüsendarreichung neuerlich, aber mit kleineren Dosen als vordem, wieder aufgenommen. Oft ist es angezeigt, neben der Thyreoidea zwecks Aufrechterhaltung einer allgemeinen günstigen Stoffwechsellage Chinin, Eisen, Arsen, Kalk- und Phosphorpräparate zu geben, sowie für eine gute Ernährung zu sorgen.

b) Die Innenohrschwerhörigkeit der Kretinen.

Sie kann in manchen Fällen ebenfalls durch die Behandlung mit *Thyreoidea* (WAGNER-JAUREGG, ALEXANDER) günstig beeinflußt werden; sofern es sich aber um Taubheit handelt, hat die Schilddrüsentherapie keine Aussicht auf Erfolg. Die therapeutische Wirkung der *Schilddrüse* steht bei der Innenohrschwerhörigkeit der Kretinen jener bei der kretinoiden Schwerhörigkeit auf Grund katarrhalischer Erscheinungen im Nasen-Rachenraum und im Mittelohr bei weitem nach.

Am besten bewährt sich nach ALEXANDER die Verordnung von $^1/_2$—1 Tablette Schilddrüsensubstanz (jeden Morgen), verbunden mit 4—8 Tropfen von Solutio arsenicalis Fowleri und Tct. ferri pomati $\overline{aa}$ 15,0.

Auch der Dauergebrauch des jodierten Salzes, wie er von WAGNER-JAUREGG zur Behandlung des kretinischen Kropfes vorgeschlagen wurde, ist hier von Vorteil. (Das von HUNZIKER eingeführte jodierte Kochsalz enthält 10—12 g Kaliumjodid per 5 kg Kochsalz.)

Ebenso können *Jodtropontabletten* prophylaktisch 1—2mal wöchentlich, therapeutisch 1—2 Tabletten täglich gegeben werden.

Sachverzeichnis.

I. Allgemeines.

II. Medikamente.

Konstitutionspathologie in der Ohrenheilkunde. Von Dr. Julius Bauer, a. o. Professor an der Universität Wien, und Dr. Conrad Stein, Privatdozent an der Universität Wien. (Bildet Band II der „Konstitutionspathologie in den medizinischen Spezialwissenschaften".) Mit 58 Abbildungen. VI, 340 Seiten. 1926. RM 24.—

Pathologische Anatomie und Histologie des Gehörorgans. Bearbeitet von A. Eckert-Möbius, M. Koch, W. Lange, H. Marx, H. G. Runge, O. Steurer, K. Wittmaack. Fachherausgeber K. Wittmaack. (Bildet Band XII vom „Handbuch der speziellen pathologischen Anatomie und Histologie".) Mit 640 Abbildungen. XI, 802 Seiten. 1926. RM 136.—; gebunden RM 139.—

Inhaltsübersicht: 1. Die pathologisch-anatomische Untersuchungstechnik und die normal-histologischen Grundlagen. Von Privatdozent Dr. A. Eckert-Möbius-Halle a. d. S. — 2. Die entzündlichen Erkrankungsprozesse des Gehörorganes. Von Professor Dr. K. Wittmaack-Jena. — 3. Die Entwicklung der endokraniellen und septiko-pyämischen Komplikationen. Von Professor Dr. K. Wittmaack-Jena. 4. Die regressiven, degenerativen, dystrophischen Prozesse des Gehörorganes. A. Die regressiven, degenerativen, dystrophischen Prozesse des äußeren Ohres und des Mittelohres. Von Professor Dr. K. Wittmaack-Jena. B. Die atrophischen, dystrophischen und degenerativen Erkrankungen der Labyrinthkapsel. Von Professor Dr. W. Lange-Leipzig. C. Die atrophischen, dystrophischen und degenerativen Erkrankungen des inneren Ohres. Von Privatdozent Dr. O. Steurer-Tübingen. — 5. Die Geschwülste des Ohres. Von Professor Dr. H. Marx-Münster. — 6. Die Verletzungen des Gehörorganes. Von Professor Dr. W. Lange-Leipzig. — 7. Die Mißbildungen des Ohres. Von Professor Dr. H. Marx-Münster. — 8. Beziehungen des pathologischen Befundes zur Ohrfunktion. Von Professor Dr. H. G. Runge-Jena. — 9. Fremdkörper, tierische Eindringlinge und Parasiten des Gehörorganes. Von Professor Dr. M. Koch-Berlin. Namenverzeichnis. Sachverzeichnis.

Otologische Röntgendiagnostik. Von Dr. Ernst G. Mayer, Privatdozent für Röntgenologie, Assistent am Zentral-Röntgeninstitut Professor Dr. G. Holzknecht, Wien. Klinischer Beitrag: Die Wertung und Verwendung der Röntgenbefunde in der Otologie von Dr. Karl Eisinger, Assistent und Röntgenologischer Referent der Univ.-Klinik für Ohren-, Nasen- und Kehlkopfkrankheiten Professor Dr. H. Neumann, Wien. (Bildet Band II vom „Handbuch der theoretischen und klinischen [allgemeinen und speziellen] Röntgenkunde".) Mit 611 Abbildungen und 6 Tafeln. XII, 357 Seiten. 1930.

RM 75.—; gebunden RM 78.60

Die Krankheiten des Gehörorgans.

Erster Teil: Anatomie. Entwicklungsgeschichte. Physiologie. Pathologie. Untersuchungsmethoden. Therapie. Mit 456 zum Teil farbigen Abbildungen. XVI, 1274 Seiten. 1926. RM 96.—; gebunden RM 102.—

Zweiter Teil: Krankheiten des äußeren, mittleren und inneren Ohres. Otosklerose. Tuberkulose. Syphilis. Tumoren des Ohres. Mit 282 zum Teil farbigen Abbildungen. XII, 804 Seiten. 1926.

RM 72.—; gebunden RM 78.60

Dritter Teil: Otitische intrakranielle Komplikationen. Gewerbekrankheiten und akustisches Trauma. Mechanisches und psychisches Trauma. Taubstummheit. Ohr und Schule. Militärdienst und Gehörorgan. Simulation und Dissimulation. Ohrenkrankheiten und Lebensversicherung. Mit 107 zum Teil farbigen Abbildungen. IX, 666 Seiten. 1927.

RM 60.—; gebunden RM 66.—

(Bilden Band 6, 7 und 8 vom „Handbuch der Hals-, Nasen-, Ohrenheilkunde mit Einschluß der Grenzgebiete.")

Lehrbuch der Ohren-, Nasen- und Kehlkopf-Krankheiten.
Nach klinischen Vorträgen für Studierende und Ärzte. Von **Otto Körner**. Zwölfte Auflage. Neubearbeitet und ergänzt von Otto Körner, Professor in Rostock, und K. Grünberg, Professor in Bonn. Mit 253 zum Teil farbigen Abbildungen im Text. XII, 333 Seiten. 1930.
Gebunden RM 19.80

Die Ohrenkrankheiten im Kindesalter
mit Einschluß der Grenzgebiete. Von Dr. **Gustav Alexander**, o. Professor der Ohrenheilkunde an der Wiener Universität, Vorstand der Ohrenabteilung der Allgemeinen Poliklinik in Wien. Zweite, umgearbeitete Auflage. Mit 9 Tafeln und 106 Textfiguren. XII, 399 Seiten. 1927. RM 39.—; gebunden RM 44.—

Praktische Ohrenheilkunde für Ärzte.
Von **A. Jansen** und F. Kobrak, Berlin. (Bildet Band 4 der Sammlung „Fachbücher für Ärzte", herausgegeben von der Schriftleitung der „Klinischen Wochenschrift".) Mit 104 Textabbildungen. XXII, 362 Seiten. 1918. Gebunden RM 8.40
Die Bezieher der „Klinischen Wochenschrift" erhalten die „Fachbücher" mit einem Nachlaß von 10%.

Die Nasen-, Rachen- und Ohrerkrankungen des Kindes
in der täglichen Praxis. Von Professor Dr. **F. Göppert**, Direktor der Universitäts-Kinderklinik zu Göttingen. (Aus „Enzyklopädie der klinischen Medizin", Spezieller Teil.) Mit 21 Textabbildungen. XIII, 169 Seiten. 1914. Gebunden RM 18.—

Die akute Mittelohrentzündung als Kinderkrankheit.
Von Dr. **Adolf Fr. Hecht**, Privatdozent für Kinderheilkunde an der Universität Wien. („Abhandlungen aus dem Gesamtgebiet der Medizin.") Mit 17 Abbildungen und 6 Tabellen im Text. IV, 126 Seiten. 1928. RM 7.80
Für Abonnenten der „Wiener Klinischen Wochenschrift" ermäßigt sich der Bezugspreis um 10%.

Die akute Mittelohrentzündung.
Von Professor Dr. **Otto Mayer**, Wien. (Bildet Band 3 der „Bücher der ärztlichen Praxis".) Mit 3 Textabbildungen. IV, 47 Seiten. 1928. RM 1.50

Die Funktionsprüfung des akustischen und statischen Labyrinths.
Von Dr. **Maximilian Rauch**, em. Assistent an der Universitätsklinik für Ohren-, Nasen- und Kehlkopfkrankheiten in Wien. Mit 12 Textabbildungen. 71 Seiten. 1924. RM 2.55

Klinik der serösen und eitrigen Labyrinthentzündungen.
Von Professor Dr. **Erich Ruttin**. Mit einem Vorwort von Professor Dr. Viktor Urbantschitsch. Zweite, unveränderte Auflage. Mit 23 Abbildungen im Text. 196 Seiten. 1922.
Gebunden RM 6.75

Die otitischen Erkrankungen des Hirns, der Hirnhäute und der Blutleiter.
Von **O. Körner**. Fünfte Auflage. Vollständig neu bearbeitet von Professor O. Körner, Rostock, und Professor K. Grünberg, Bonn. (Bildet Band 3 der Sammlung „Die Ohrenheilkunde der Gegenwart und ihre Grenzgebiete".) Mit 6 Tafeln und 2 Textabbildungen. VIII, 213 Seiten. 1925.
RM 18.—; gebunden RM 20.40